入れ歯からインプラントへ

かめる喜び、革新的治療のすべて

安心・安全なインプラント治療

テルミナ インプラントセンター所長
鳥村 敏明

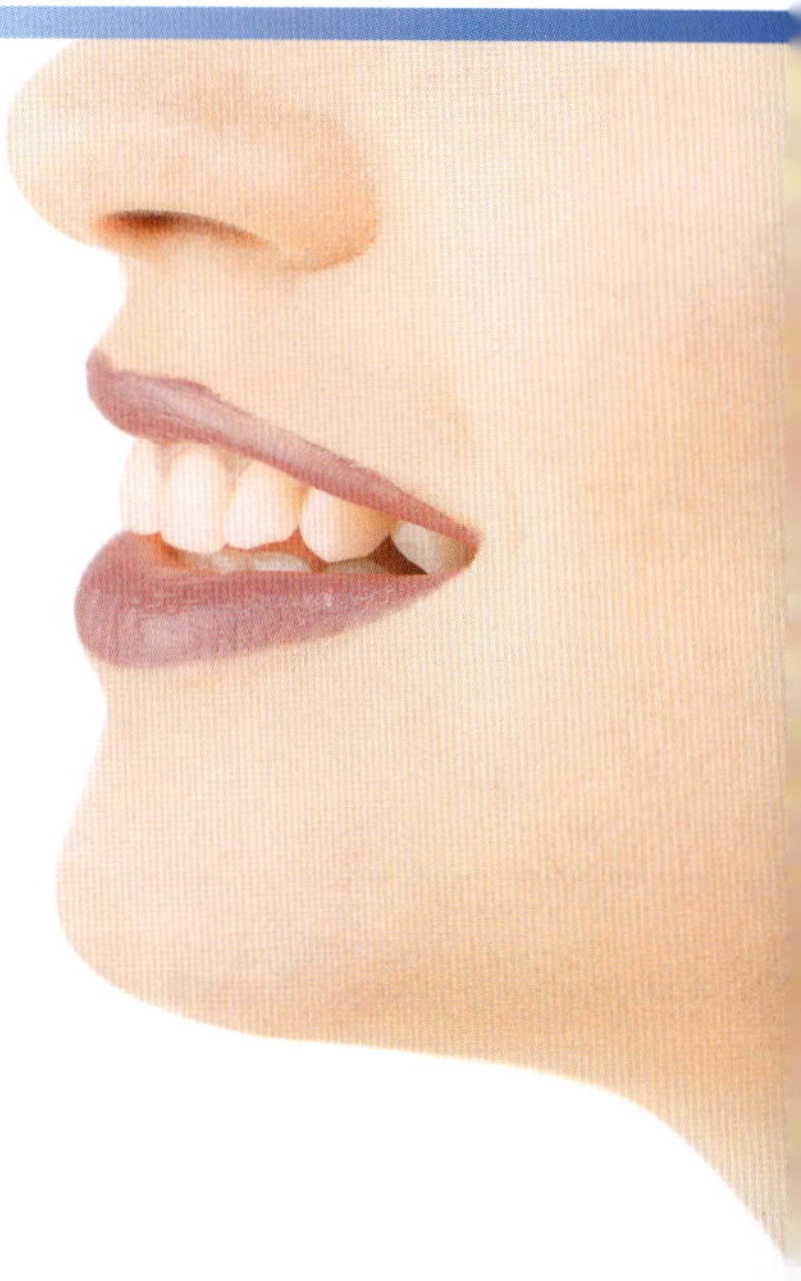

目次

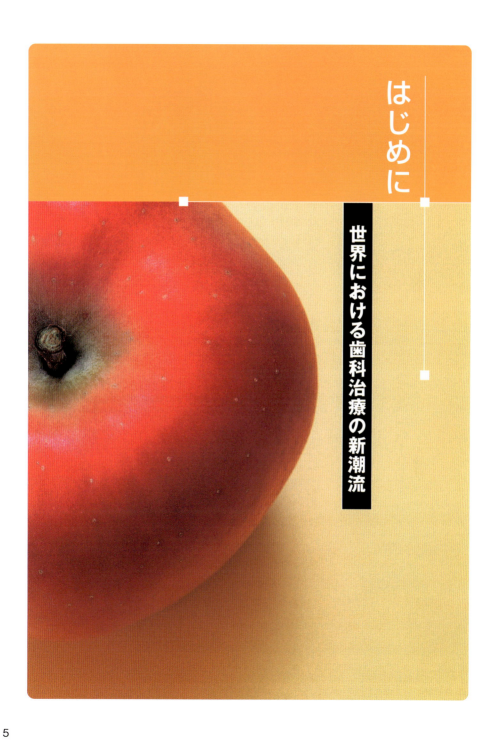

はじめに

世界における歯科治療の新潮流

インプラントは、これからの歯科治療の主流。

入れ歯では、骨が痩せてしまいます。

歯が欠けたりした場合、入れ歯を入れることがありますが、この時残った歯にバネをかける歯牙・粘膜負担の形と、総義歯の粘膜負担の形があります。いずれの場合も入れ歯の部分は固定式ではないので、1平方センチメートル当り約7～10キログラムの力でしか咬むことができないと言われています。自分の歯なら、最大で100～110キログラムの力で咬めるので、咬む力は入れ歯と自分の歯で約100キログラムも違うのです。

入れ歯の期間が長くなると、食べた物が入れ歯と歯肉の間に入り

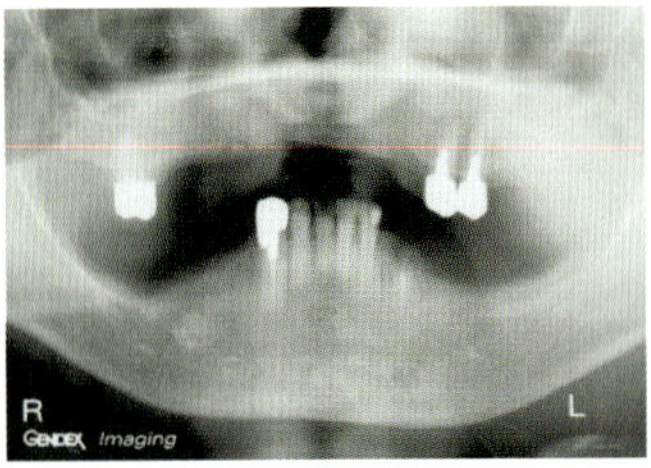

歯が残っている下の前歯には骨も有ります。下の奥歯は取り外し入れ歯のため、骨が約半分に痩せてしまいました。

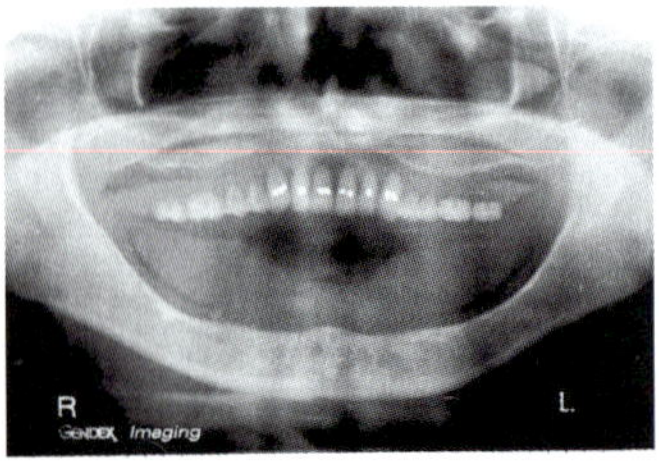

長期間総義歯を入れているため、顎の骨が半分の高さになっています。

やすくなったりします。これは骨がやせてくるのが原因ですが、写真にあるように歯が無くなった直後と長期間入れ歯をしていた後を比べれば、骨の吸収が起こっているのがよく分かります。骨の吸収が起こらないようにするには、入れ歯を入れない方が良いわけです。

入れ歯で咬むと歯肉を介して、アゴの骨の表面に力が加わります。アゴの骨は、その力が加わるところから遠ざかろうとして骨の中にある破骨細胞が表面の骨を食べるので、骨は痩せはじめます。特に強くあたるところは、どんどん痩せていきます。その結果、入れ歯を入れてから2～3年すると、全体に隙間ができ、食事のたびに物が詰まったり、入れ歯ががたついて咬みづらくなります。そうなると、入れ歯の内張りをしたり、新しくつくり直したりして、またぴったり合うようにしなければなりません。

しかし、それでもまた破骨細胞が自分の骨を食べはじめ、骨が痩せていきます。これを何回も繰り返して取り外し、入れ歯を10年、20年と使用していると、骨が強く痩せていってしまうわけです。つまり、入れ歯は骨を犠牲にする治療法と言えるのです。

また、残った歯にバネをかける取りはずし入れ歯の場合は、強く咬む力に耐えている歯牙に、さらにバネをかけることで、負担過重になります。その結果、歯牙に動揺が出はじめ、欠損が増えることにつながります。

コネチカット大学のトーマス・テーラー教授は『アメリカでは取り外し入れ歯は急速に歯科治療の歴史的遺物になりつつある。』と２００４年の学会でおっしゃっていました。

現在アメリカでは、歯がなくなったらインプラントで「咬める」ようにするというのが常識的な考え方になっています。インプラントを入れた箇所の骨には強い力がかかってくるので、その力を受け止め、支えようとして骨の量が維持され、まれには増えてくることがあります。

入れ歯では細くなってしまう骨も、インプラントなら維持され強く咬む力が持続するのです。

インプラントは、これからの歯科治療の主流。

歯を削らず、なんでも咬めるようにしましょう。

歯が欠損した時、ブリッジにする方法もあります。欠損した歯の前後の歯を削り、冠をかぶせてその間に歯を入れるわけです。しかしこの場合、特に今まで歯の内部を守っていたエナメル質のすべてと象牙質の一部を削ってしまうことになります。一度削ってしまえば、元に戻すことはできませんし、状況によっては、歯の神経まで除去することもあります。

型を採って金属をかぶせた時、自分の歯と金属との境に隙間ができないようにするにはとても高度な技術がいります。冠をかぶせる時にどうしてもマイクロギャップ(微細な隙間)ができやすくなります。そこから虫歯になったり、その部分が歯肉の下にあればバクテリアが繁殖して歯槽膿漏の原因にもなるのです。つまり、歯科医が歯をていねいに削り、精密なカタを採り、非常にじょうずな歯科技工士が歯にぴったり合う冠をつくった場合に、その適合精度は数十ミクロンの精度で歯に合います。しかし、材料が悪かったり、雑につくったりすると、その適合精度は数百ミクロンになります。500ミクロンが0.5ミリになるわけですが、バクテリアの大きさは数ミクロンなので、ぴったり合わせても数十ミクロンのマイクロギャップがあるところにバクテリアは必ず繁殖します。

その結果、冠をかぶせて歯肉の下に入れても、そこに虫歯は繁殖するので歯が虫歯になるわけです。さらに、常に歯肉の下でバクテリアが繁殖している部分があると、歯肉は常に炎症を起こしていることになります。その炎症を起こしている部分から骨は遠ざかるように破骨細胞が自分の骨を食べて、骨は痩せていきます。これが歯槽膿漏です。

これらの原因によって、ブリッジや冠は長く持たず、学会の発表ではブリッジの平均使用年数は約8年とされています。

今やアメリカやヨーロッパでは、歯の治療の際にできる限り歯を削らない方法がとられるようになっています。奥歯では1本当り最大100~110キログラムの力が加わっているわけですが、ブリッジにした場合は土台になっている歯に余分に負担をかけることになり、弱い方の歯から骨の吸収がおこることがあります。虫歯や歯槽膿漏になる確率が高くなるということは、ブリッジを入れない場合の歯牙より寿命が短くなる可能性が高くなることに他なりません。

ＥＡＯ（ヨーロッパで最も有名なインプラント学会）の前会長のパリの有名なインプラント外科医フランク・レノワー先生がスイスのジュネーブ大学の特別講義をするように招かれた時、同大学の補綴科（冠・ブリッジを研究する科）のベルザー教授とプライベートの話の際、教授が『私の大学では近々学生に対する講義で一歯欠損の時ブリッジを入れる方法は教えなくなる。』とフランク・レノワー先生に言われたそうです。

欧米では、歯が１本欠損した時にインプラントで歯を入れることが第一選択となりつつあり、当たり前になってきています。

令和六年　鳥村敏明

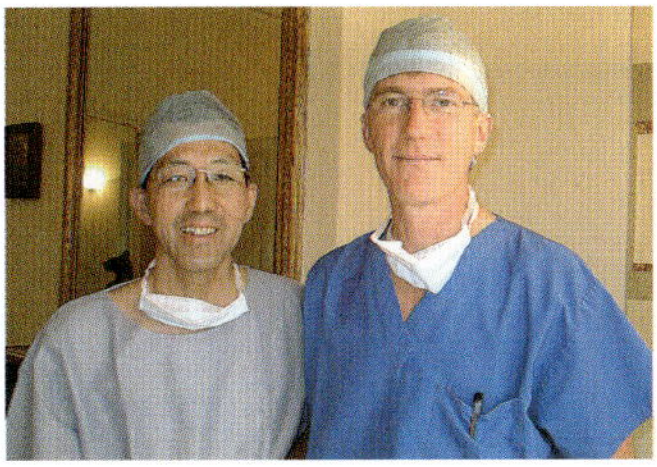

EAO前会長フランク・レノワー先生の
診療所にオペ見学をさせて頂いた時

〈インプラント構造図〉

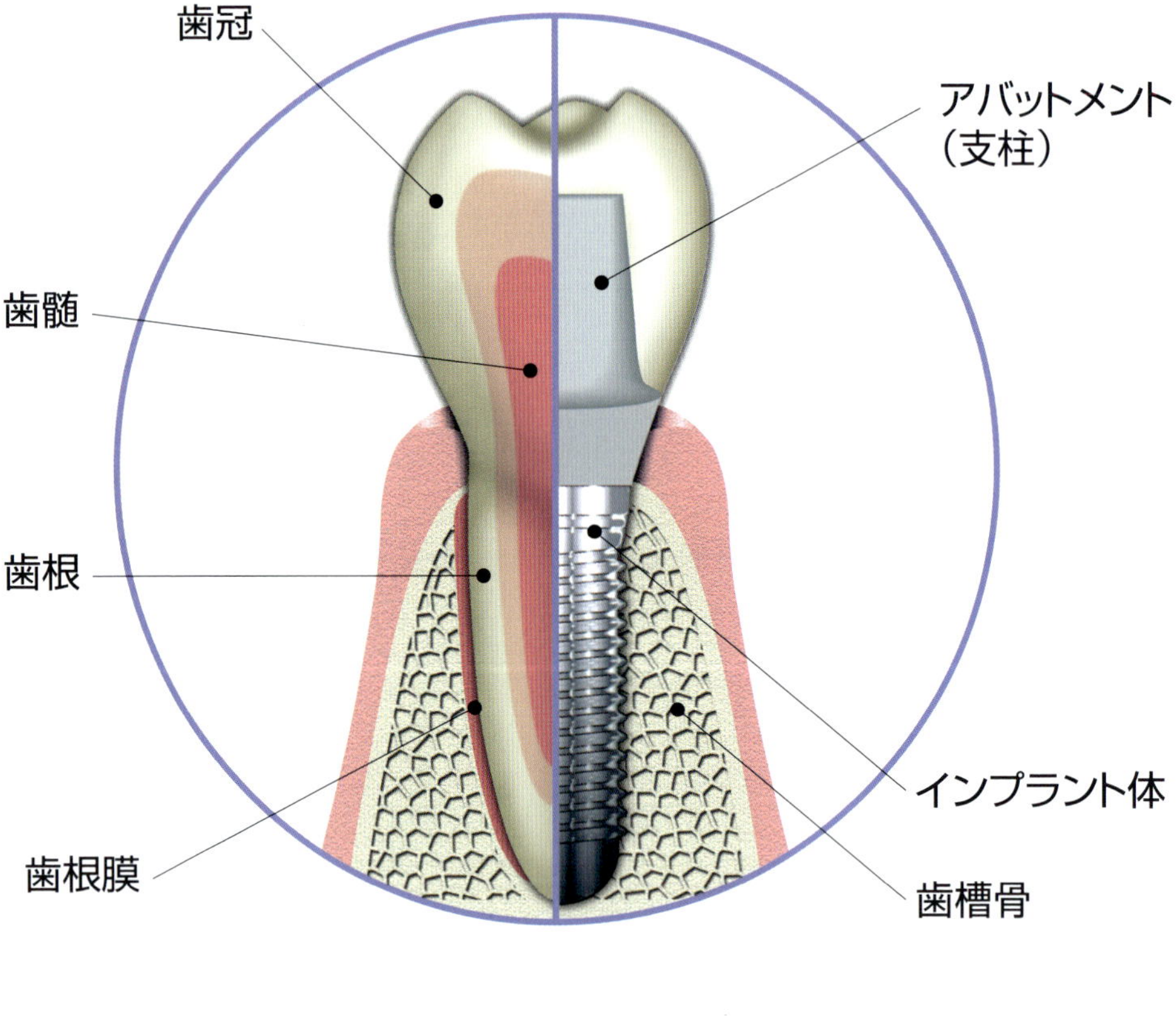

Chapter[1]

これからの常識
入れ歯をやめてインプラントにしましょう。

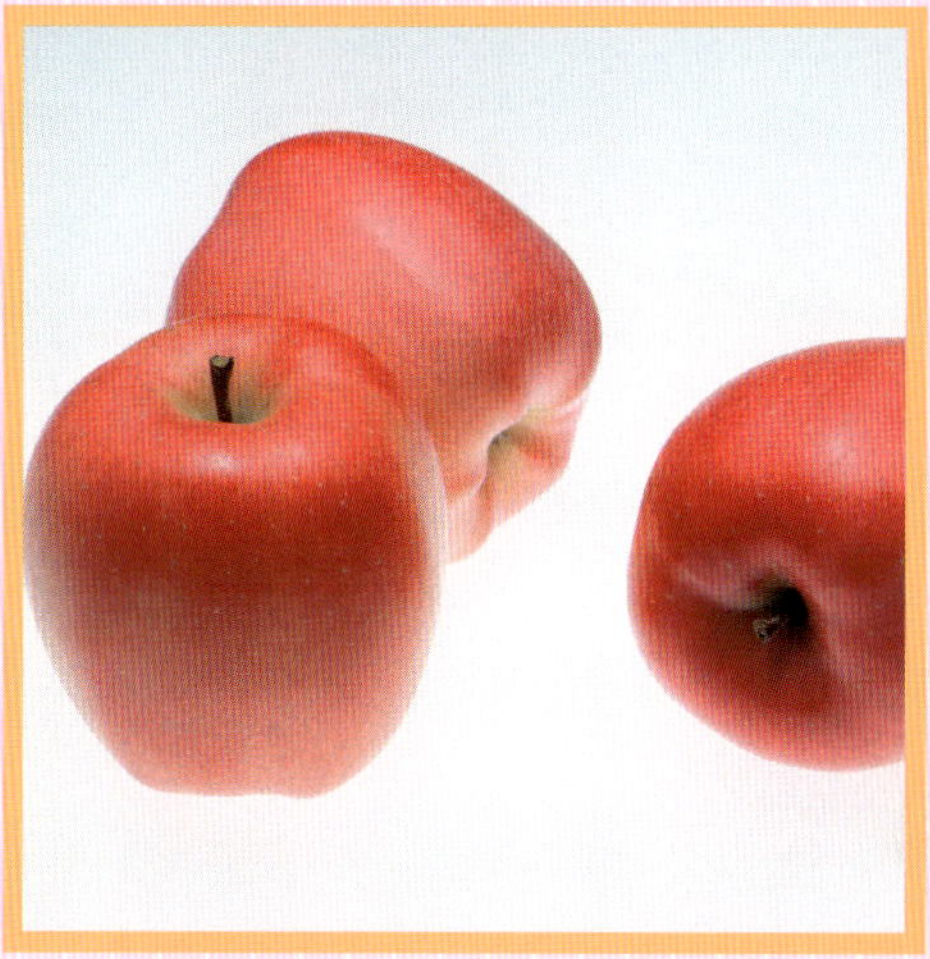

前歯にこそ、審美インプラントがふさわしい。

インプラント治療において、特に前歯の上部構造は審美的に仕上げる必要があります。

インプラントの上部構造は前歯でも奥歯でもプラーク（食べ物のカス）が付きにくいセラミックを使用しますが、セラミックを使うということだけで『審美』とは言い切れません。もちろん色や形を両隣の歯と合わせ、入れてあることが分からないようにすることも当然ですが、それ以上に歯肉の形をバランス良くすることがとても大切なのです。

２００５年には、３月のＡＯ（サンフランシスコ）、６月のＩＣＯＩ（ラスベガス）、９月のＥＡＯ（パリ）の各学会において、歯肉の審美についてのテーマが多くありました。

少し前まではとにかく入ればいいとか、咬めればいいとされていた時代がありましたが、現在は、より自然な仕上がりが強く要求される

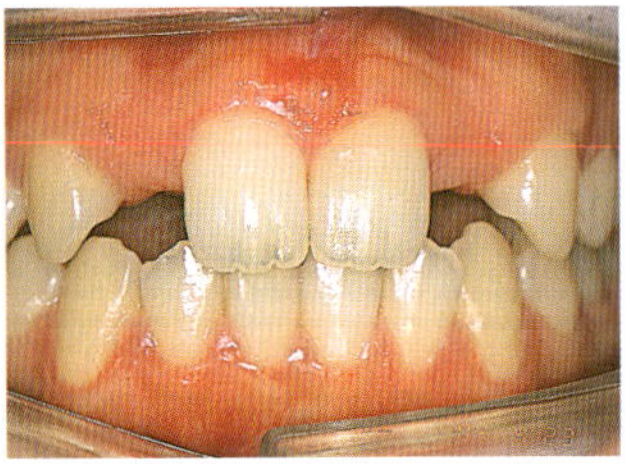
インプラント前

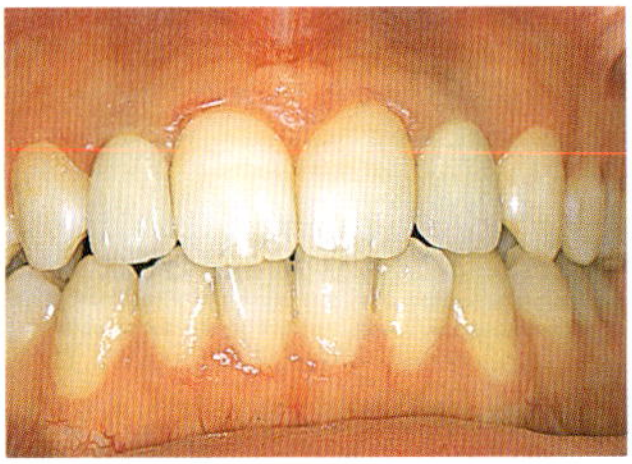
インプラント後

時代になりつつあります。

審美的なインプラントを成功させるためには、「2回法」というオペが必ず必要になります。これは埋入後、歯肉の下にインプラントを完全に入れてしまう方法で、術後は歯肉の上からインプラントが見えることはほとんどありません。

一度目の手術後の治癒期間が経過したら、麻酔を打って少しだけ頭を出します。この簡単な手術が加わるので2回法と呼ばれているわけですが、出したインプラントの頭に取り外しできない仮歯（プロビジョナルレストレーション）または歯肉の形を整える部品を入れます。1～2ヶ月して歯肉が自然な形になるのを待ってはじめて型を採るので、前歯の審美インプラントには大変手間がかかります。

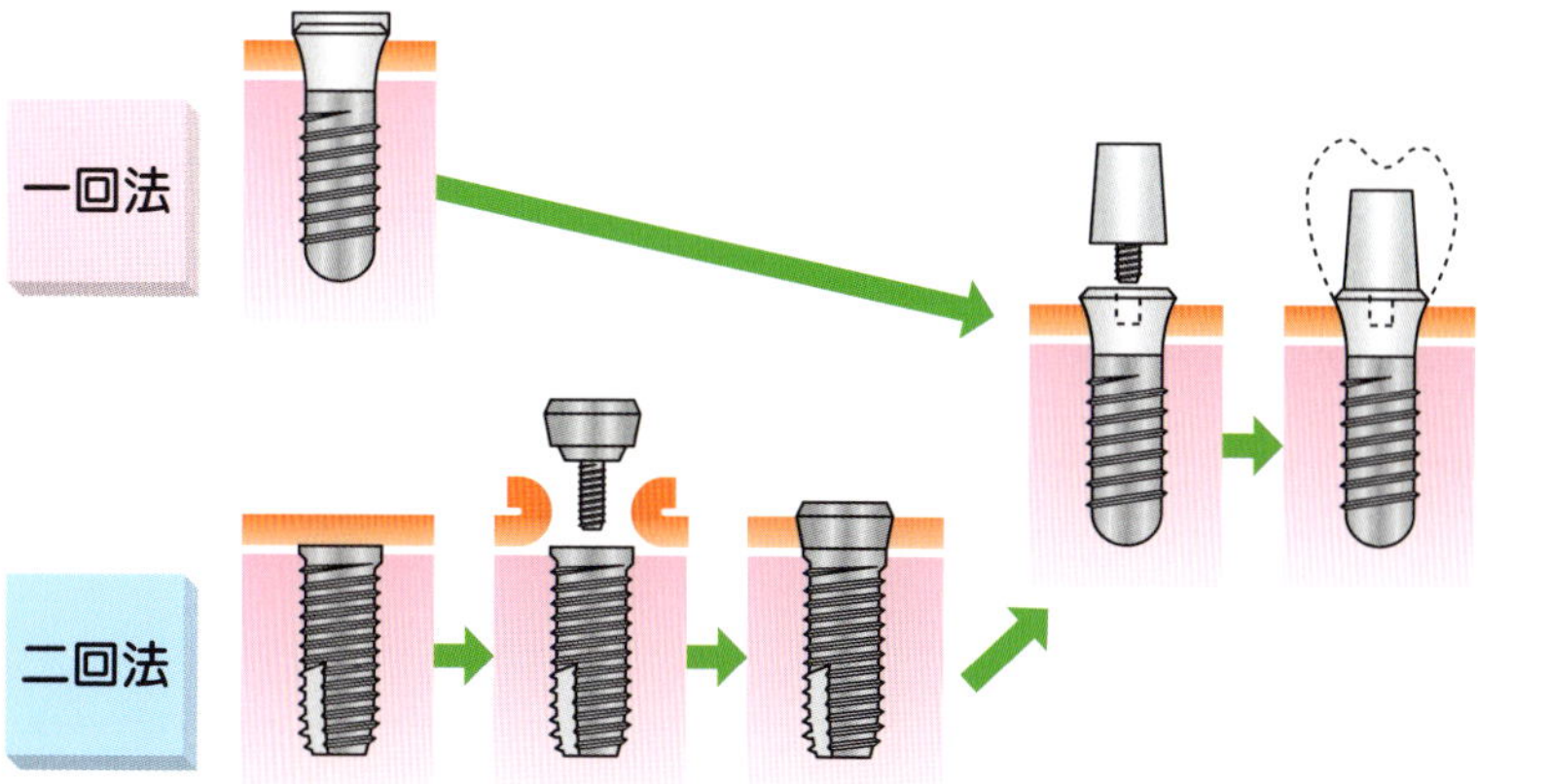

一回法では、初めからインプラントの頭が粘膜上皮から出ているため、二回法のように2次手術の必要がなく、患者さんに優しい方法と言えます。

治療方法の違いと特徴

構　造	治療方法
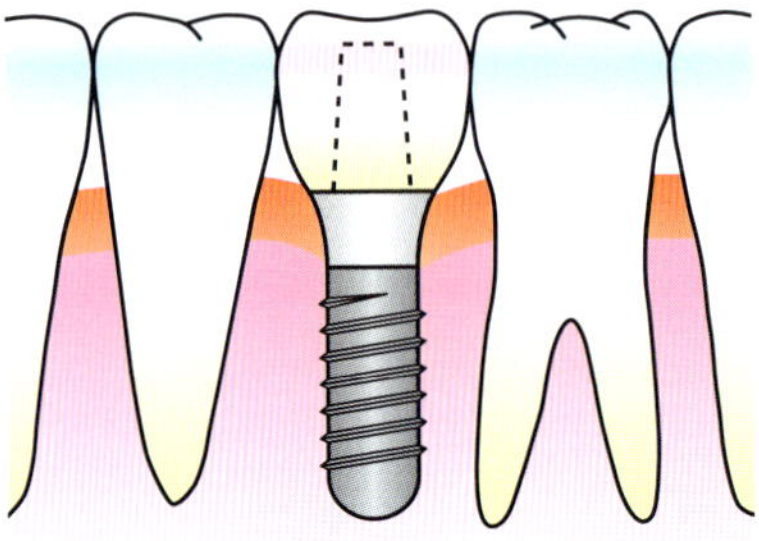	インプラント（人工歯根）
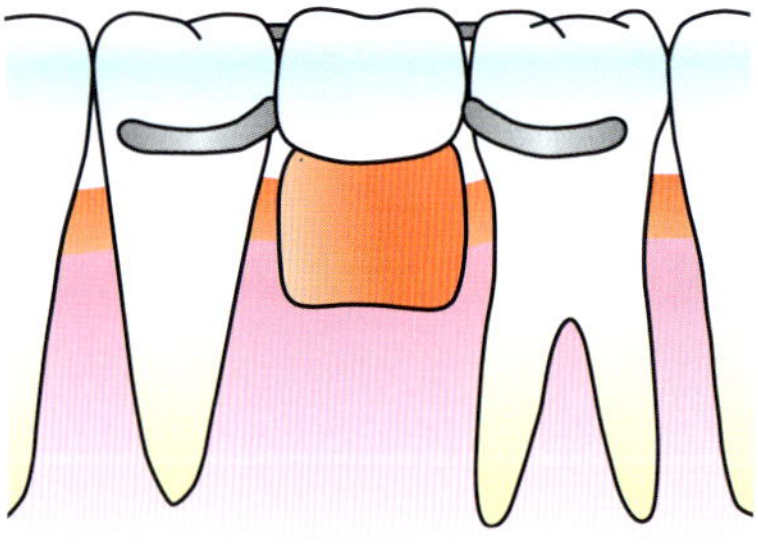	取り外し入れ歯
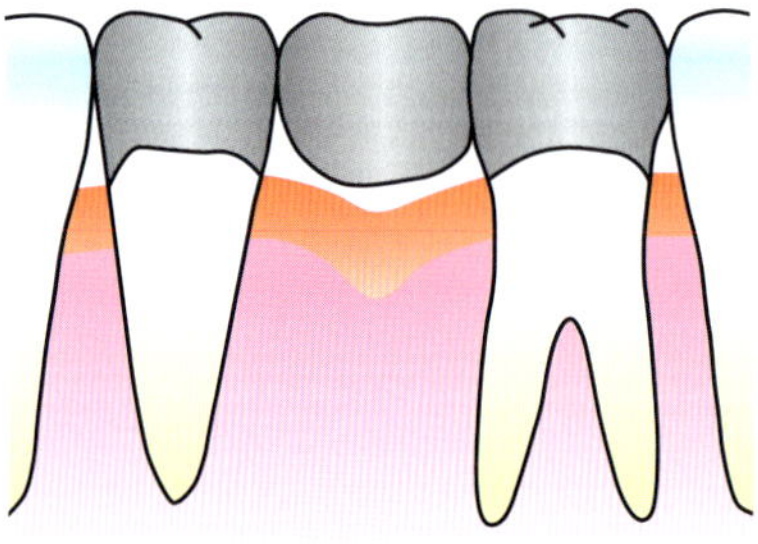	ブリッジ

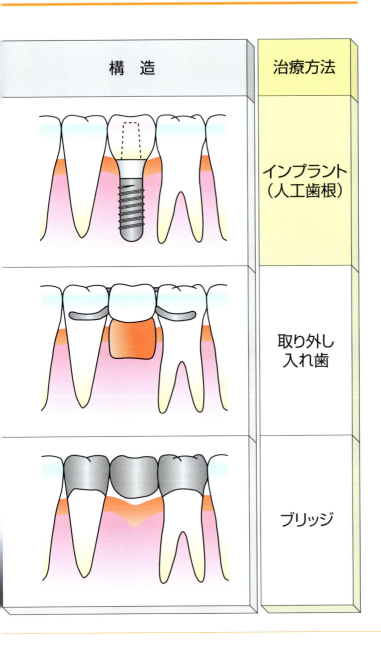

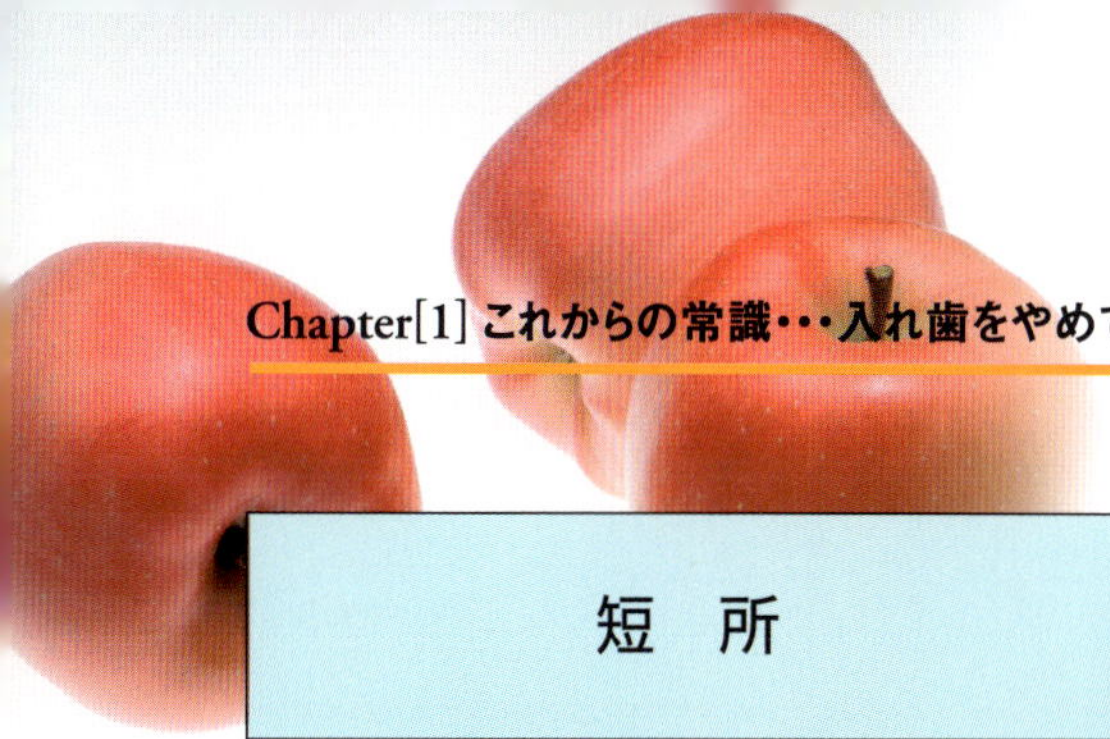

短　所	長　所
●オペが必要である。(術中術後の痛みなどの不快感はほとんどない。) ●他の治療法に比べ、治療期間が長くかかる。 ●重度の糖尿病、ヘビースモーカーの方は、治療が制限される場合がある。 ●残存骨量により手術侵襲が左右される。 ●比較的高価。 ●確率はかなり低いが、外科的手術に伴う後遺症が残る可能性がある。	◎違和感がなく、自分の歯と同じような感覚で咬むことができる。 ◎周りの歯を傷つけない。 ◎見た目は自分の歯とほとんど同じようにきれいに仕上がる。 ◎インプラントが顎の骨に力を加えるので、顎の骨がやせるのを防げる。 ◎残存歯の負担を軽減できるので自分の歯を多く残せる。
●咬み心地が悪い場合が多い。固い食べ物が食べられない場合が多い。 ●入れ歯に違和感を感じることがある。 ●発音がうまくできない場合があり、見た目も良くない。 ●毎食後、入れ歯の洗浄が必要。 ●顎の骨がやせてくる。 ●バネをかけている歯を失う可能性が大きい。 ●取り外しが煩雑である。	◎比較的簡単に治療が受けられる。 ◎歯をあまり削らなくてもすむ場合がある。
●周囲の健康な歯を削る必要がある。 ●歯の抜けた部分の骨が次第にやせていく場合がある。 ●発音に問題のある場合がある。 ●削った歯が虫歯や歯周病になる可能性が高くなる。 ●平均使用年数は8年と発表されている。	◎自分の歯と同じような感覚で咬める。 ◎費用をかければ、見た目の仕上がりもよくなる。(固定式)

『正確』で『安全』なオペなら、痛みや腫れも少ない。

インプラントのオペというイメージから、患者さんにとっては、手術当日をはじめ、翌日以降の痛みや腫れへの関心は高く、実際インプラントを決心する際の大きな心配事になることだと思います。

オペという観点からすれば、歯科だけに限らずすべての手術に大きな影響を与えるのは、「無菌的」に行わなければならないということなのです。

従って、専用のオペ室が必要であるとともに、インプラントのオペに使う器具の滅菌には温度を上昇させずに滅菌できるいろいろなガス滅菌器が必要となります。その上で、痛みや腫れに大きく影響する「正確」で「安全」なオペを「短時間」で行うことがとても大切になってくるのです。そして一番大きく影響すると言っても過言ではないのが、Minimally Invasive Implant Surgery（ミニマリー・インヴェイシブ・インプラント・サージェリー）です。

これは「最小限の侵襲のオペ」という意味で、外科手術の基本です。つまり最小限の手術で最大の効果を得ること。実際には、できるだけ小さな切開で、痛くなく腫れないようにすることです。また、骨移植や上顎洞底挙上術（サイナスレフト）ができなければ、行わない方法をとることも重要になってきます。

「正確・安全・短時間・最小限の侵襲のオペ」をすることがインプラントのオペの痛みや腫れを限りなくなくすカギであり、安心なオペにつながります。

そのために絶対必要になるのが、歯科用ＣＴやＣＴを撮影してから手術前に行うシミュレーション（コンピューター上でのオペの疑似練習）です。さらに抗生物質などの前投薬を当日１時間前から行うことで、患者さんはほとんど痛みや腫れを感じることなく、仕事などへの影響も少なくなります。

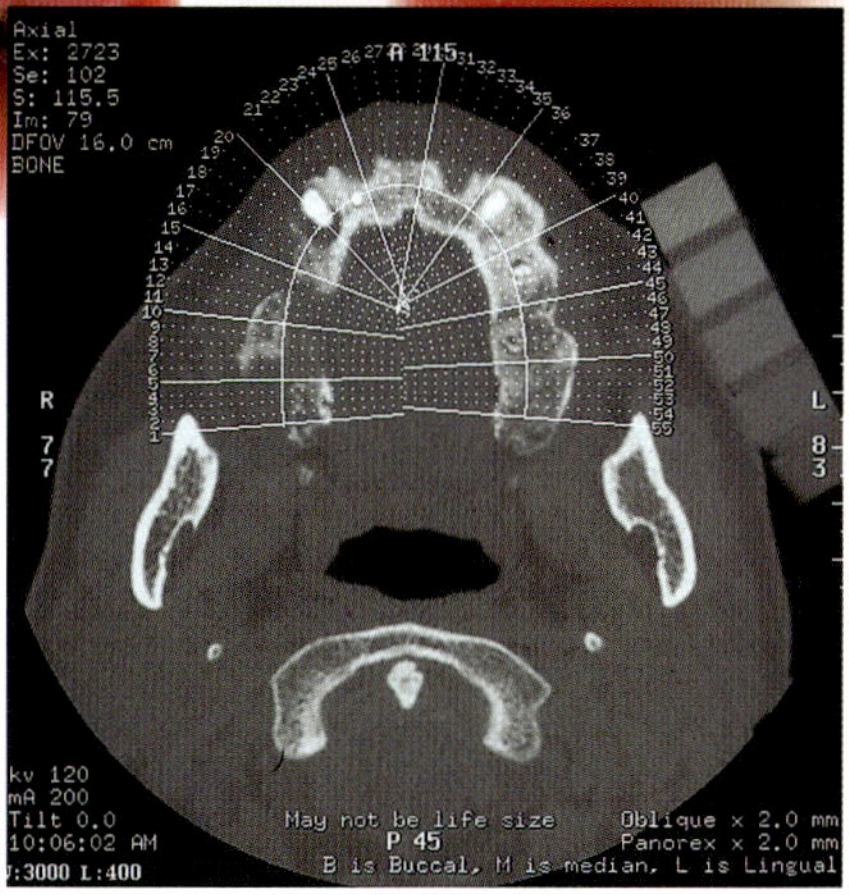

シミュレーションに使用するCT画像

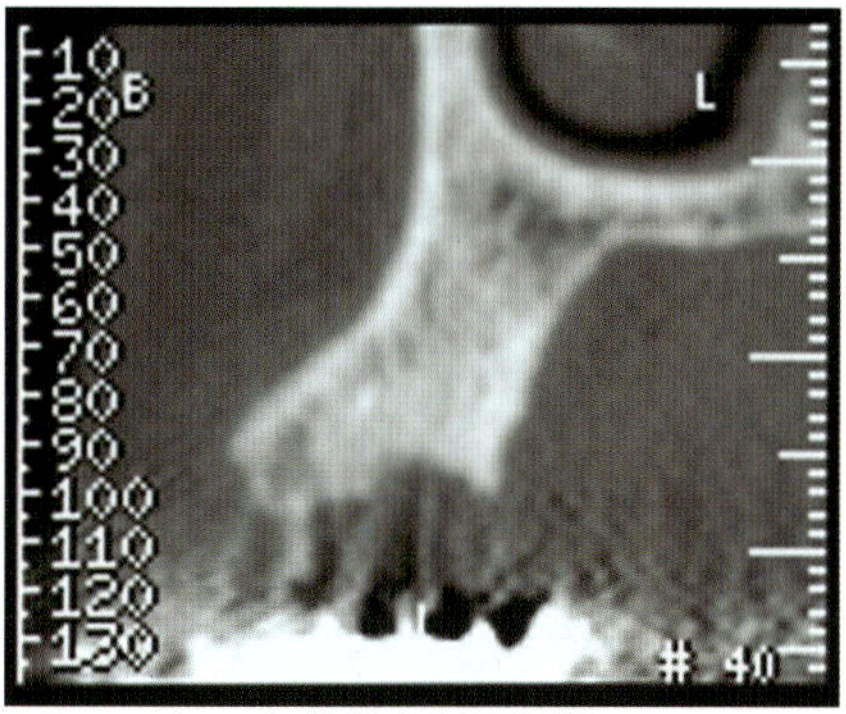

シミュレーションに使用するCT画像

インプラントの成功率は、現在99%以上です。

ブリッジや冠をかぶせるなどの通常の歯科治療では、平均使用年数という考え方があります。たとえばブリッジの場合は、8年とされています。しかし、世界ではじめて骨と結合するオッセオインテグレーション（骨結合）タイプのインプラントをブローネマルク博士が1965年に埋入した患者さんの場合は、すでに50年以上も経過していますが、健全な状態で使用されていたといいます。

このことからも分かりますが、骨と結合するタイプのインプラントが使用されるようになって、その手術の設計と方法を誤らなければ非常に成功率が高いということです。

現在インプラントを行わない歯科医師によっては、インプラントは2〜3年しか持たないことも多いとか、もしダメになった時は2度とインプラントができなくなってしまうという事実とまったく違うことを患者さんに説明する歯科医師もいるようですが、そのために患者さんは何を信じてよいか分からなくなってしまい、当センターに相談されるケースが非常に多いのです。

インプラントを長く持たせるように専門医は努力していますが、その成功率を下げるモノがあります。どんなにていねいにブラッシングをしていてもタバコを吸うことによってその成功率は下がります。これはインプラントだけでなく、自分の歯にも歯周病が進行するリスクを負っているのです。また糖尿病は主治医によってコントロールされていれば大きな問題にはなりません。

現在では、喫煙や糖尿病がなければ、10年間で99％以上の成功率があり、さらにその後、10年、20年も同じ率になっていると言っても過言ではありません。従って、インプラントを行っているかいないかに関わらず、歯科医師は患者さんに禁煙を指導する義務があります。

インプラントの上に歯を装着する方法

セメント合着式

インプラントのヘッドにセメントを用いて歯を装着する、従来の歯の装着方法。

利点: ネジ穴がないので見た目がきれい。

欠点: トラブル（歯が欠ける）が起きた時に上部構造を壊してしまわないと取り外せないことがある。
（インプラント本体に影響はない）

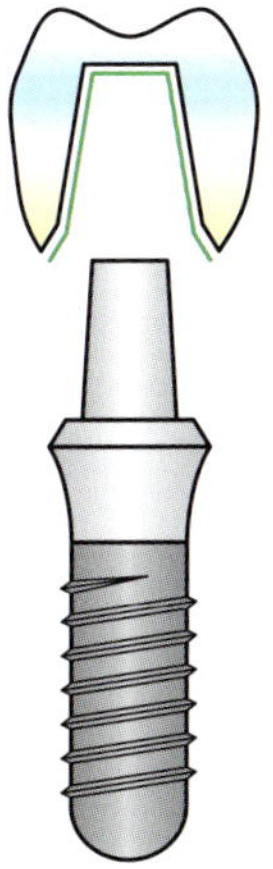

ネジ止め式

インプラントのヘッドと歯をネジで止める。

利点: トラブルが起きた時に外して対処できる。また、ネジ止めしてある歯冠を外して清掃できる。

欠点: ネジ穴が見える場合がある。

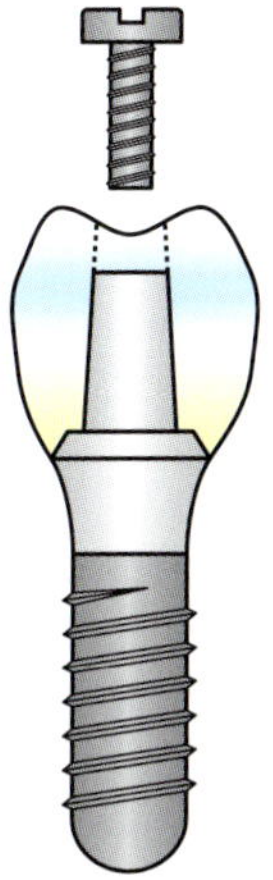

優しいオペには、5つの条件が満たされている。

インプラントオペを気軽に受けていただくために一番大事なことは、患者さんに優しいオペを施すことに他なりません。具体的には「短時間で行う」「正確に行う」「術中・術後の痛み・腫れを極力なくす」「感染防止のため清潔な環境で行う」「患者さんへ詳しい説明を行う」ことなどがその条件になるわけです。

まず「短時間で行う」ためには、インプラント外科医は学会やセミナーに積極的に参加して、常に新しい技術を修得する訓練を受けなければなりません。そしてアシスタントは、外科医の使用する器材を準備して無駄のないオペアシストができるようにならなければなりません。訓練されたスタッフがいれば、1～2本の手術なら15分前後で終了するのです。短時間のオペは後の腫れ・痛みも非常に少なくなります。

「正確に行う」ためには、しっかりプランを立て、予定どおり行えるように術前の詳しい診査と正しい診断が必要になってきます。その結果、スムースにオペが行われ、短時間で済ませることにもつながるのです。

「術中・術後の痛み・腫れを極力なくす」ためには、麻酔の仕方を考慮したり、切開をできるだけ短くするか切開しない方法を用いたり、投薬方法を考えたり、良く切れる切削器具を常に用いたり、それぞれの患者さんに最適な方法を選択することが重要になります。その上で、短時間にオペを済ませることができれば、翌日あるいは人によっては当日なんの影響もなく仕事に向かうこともできます。

「感染防止のための清潔な環境で行う」ためには、専用のオペ室が必要となり、繊細なインプラント器具を劣化させない滅菌装置が必要になります。この環境づくりにより術後の痛みや腫れを大きく減らすことができるだけでなく、患者さんが安心してオペを受けられるのです。

コンピューターのモニターやプリントアウトされた画像を用いて「患者さんへ詳しい説明を行う」ことで、患者さんはオペやインプラントのことをよく理解できるので、安心してオペを受けられるようになります。

以上、5つの条件を満たしてはじめて『患者さんに優しいインプラントオペ』ができるのです。

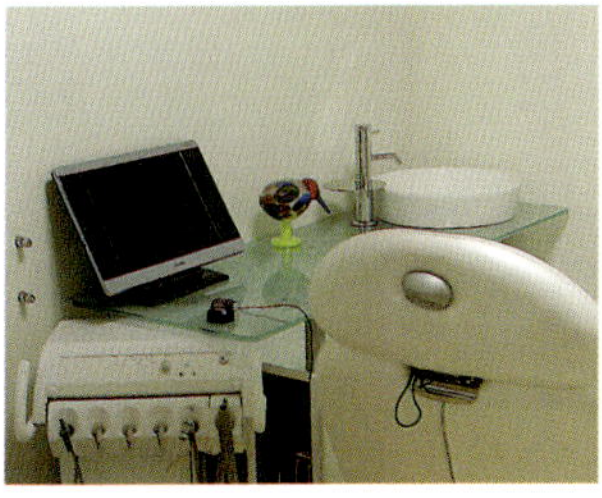
手術室

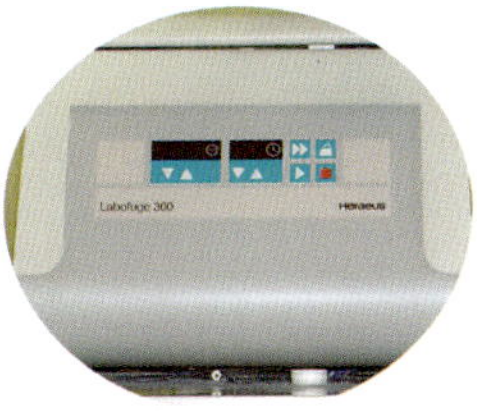

GBRに使用する手術器具

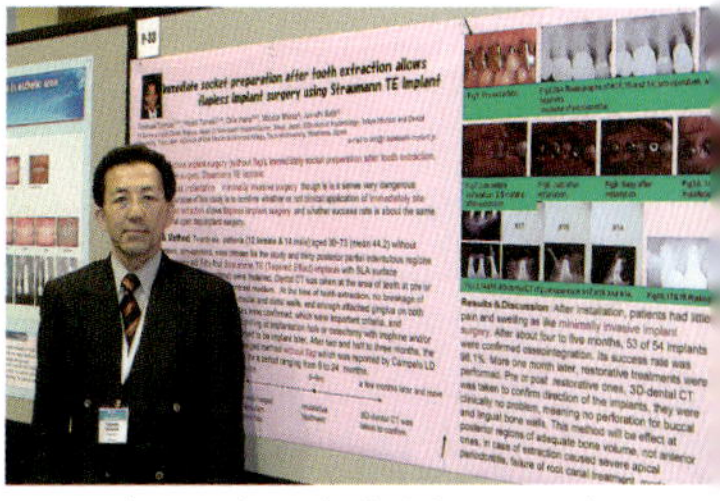
セミナー（2006年AO年次大会、シアトル）
ポスタープレゼンテーション（ポスター発表）

CTは、インプラントのオペにも欠かせない。

短時間で正確に安全なインプラントオペの診断に欠かせない装置にCTがあります。

このCTを撮影する時にステントというプラスティック部品を咬んで撮影しますが、このステントを前もって作るには型を採り、咬み合わせを診て、歯並びを診て、完成させるのに4〜7日間かかります。CTの撮影時間は通常10分ほどで終了するので患者さんは楽に受けられます。

クリニックのコンピューターでデータ処理を行い、骨の細部にわたる寸法の計測からインプラントの埋入角度、インプラントの間隔、骨の硬さ、神経動脈など骨の中にある構造物との位置関係まで、さらにそれらに対する安全域などあらゆるデータが得られます。それらをデータ処理して患者さんに分かりやすく説明を行います。

当院では、少数の欠損の場合は撮影して当日に、多数歯の場合は1週間程度分析の時間をいただいてから説明を行っています。

撮影時にステントが必要です。歯科用のステントは型を採って、次に撮影する日までに作成

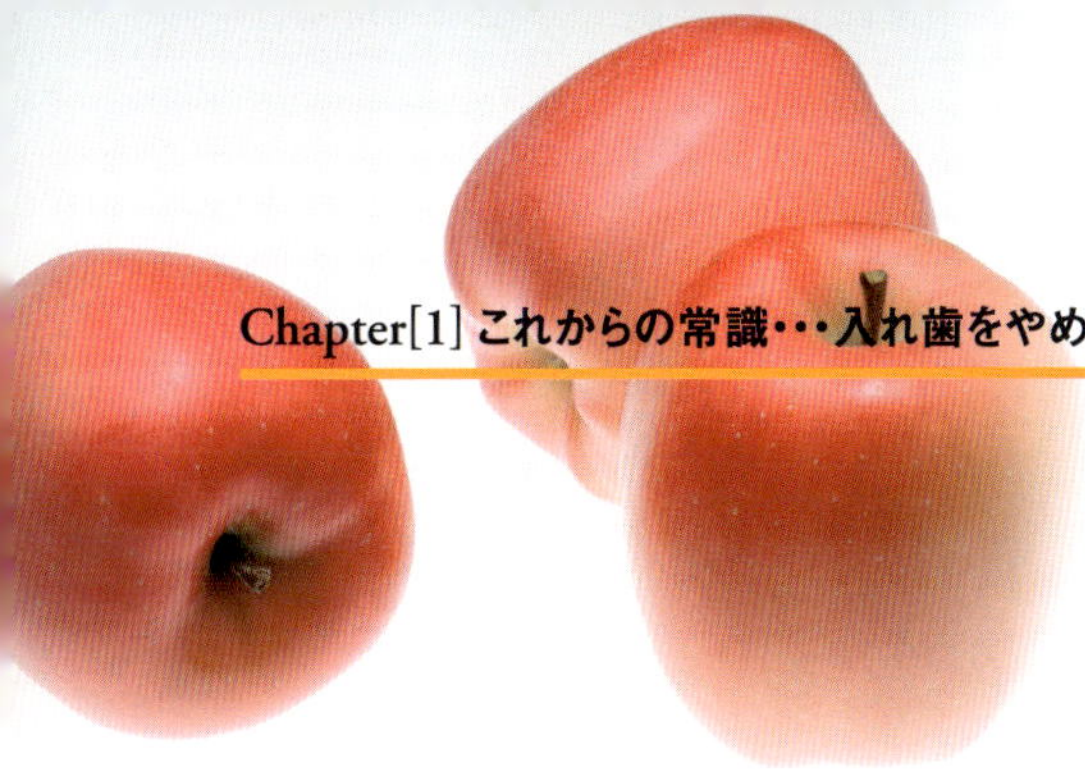

が可能です。撮影はステントを咬んで位置決めをして18秒、1回転して終わりという簡単なものです。撮影範囲は横4㎝、縦3㎝の円筒形の範囲で撮影するものやアゴ全体を撮影できるものが歯科用に出てきましたが、その解像度（詳しく診ることができる度合）は医科用CTの約8倍と言われ、オペの参考として非常に役立っています。

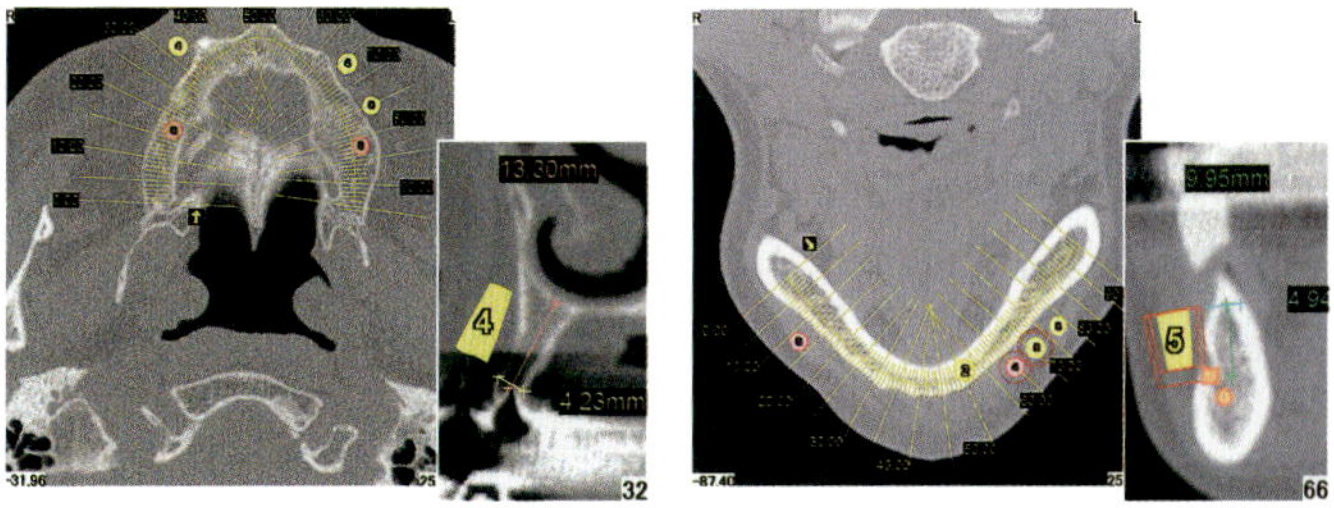

データ画像

インプラント治療の手順を知れば、不安は少ない。

インプラント治療の手順を説明します。

1）「初診」

口腔全体のパノラマレントゲンを撮影し、骨の平面的な状態を説明します。また、歯の欠損部がどのように咬めるようになるかを説明します。口腔清掃の為のスケーリングを行います。

3,000～4,000円＋税

ＣＴ撮影時に使うプラスティック部品（サージカルステント）の型を採ります。

1～数歯用ステント　7,000円＋税

全顎欠損用ステント　13,000円＋税

2）「ＣＴ撮影」

歯科用ＣＴか医科用ＣＴを撮影してシミュレーションします。

歯科用ＣＴ撮影料　1本10,000円＋税（1本追加毎に1,000円＋税）

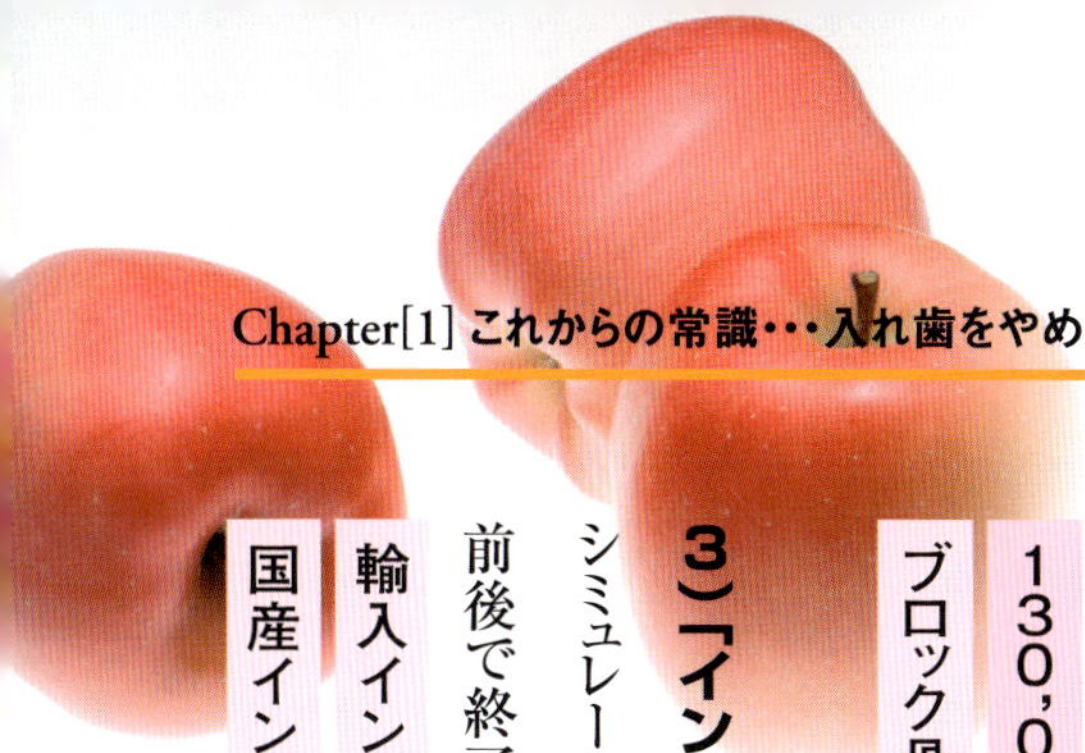

大きなケースでＣＴ分析を行う場合は、１週間後に全体の骨の状態を説明します。

骨があるケースでは、次回にインプラント埋入オペを行います。

骨がないケースでは、まずＧＢＲ（骨造成）を行います。

ＧＢＲは手術の侵襲を少なくするために、骨の完成までは通常４～６ヶ月ほどかかります。

上顎洞に骨を造る場合は、６～８ヶ月かかります。いずれにしても骨ができてからインプラントを埋入します。

小さな骨の移植

130,000円＋税（同時に隣の骨造成を行う場合1歯につき70,000円＋税）

ブロック骨（骨の塊）の移植が1～3歯　200,000円＋税

３）「インプラント埋入オペ」

シミュレーションを済ませてあるので、麻酔を打ち始めてから縫合まで簡単なケースなら15分前後で終了します。

輸入インプラント　200,000円＋税（ドイツ・イタリア等）

国産インプラント　170,000円＋税（インプラントにチタン製土台が付いた物）

※料金は令和６年７月現在の税抜きの金額です。

4）「抜糸」

1週間後に糸を抜きます。

無料

5）「手術後経過観察」

オペ後1ヶ月ごとに歯肉の状態などの経過観察を行います。さらに低周波治療を約15分行い、血流をよくして低周波刺激によりインプラント周囲の骨形成を促進します。

500円＋税（低周波ポインター治療）

6）「セラミック冠の型採り」

骨造成を併用しない場合は、オペ後3～4ヶ月で骨と結合するので、型を採ってジルコニアセラミック冠やブリッジを装着します。

奥歯

輸入インプラントの場合　土台（アバットメント）50,000円＋税＋冠100,000円＋税＝150,000円＋税

国産インプラントの場合　冠のみ100,000円＋税

前歯

輸入インプラントの場合　土台（アバットメント）120,000円＋税＋50,000円＋税

＝170,000円＋税

国産インプラントの場合　冠のみ120,000円＋税

これでインプラント治療は終わります。

7）「定期検診」

基本は年に2回インプラント周囲の汚れや咬み合わせなどを診査します。

5,000円＋税〈天然歯の歯面清掃・歯垢除去〈健康保険〉〉

※料金は令和6年7月現在の税抜きの金額です。

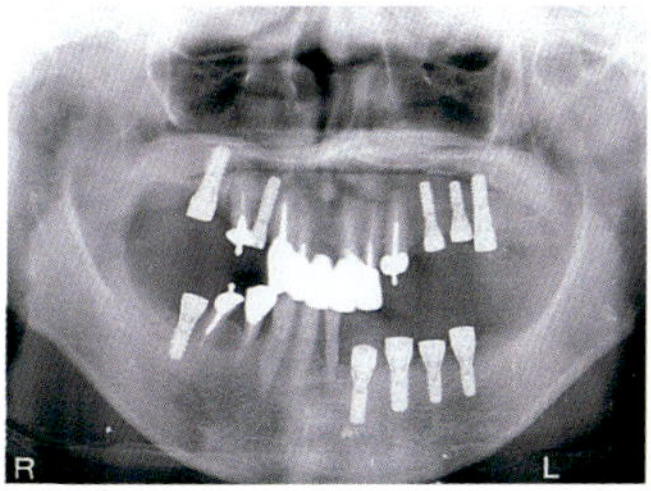

インプラント埋入後

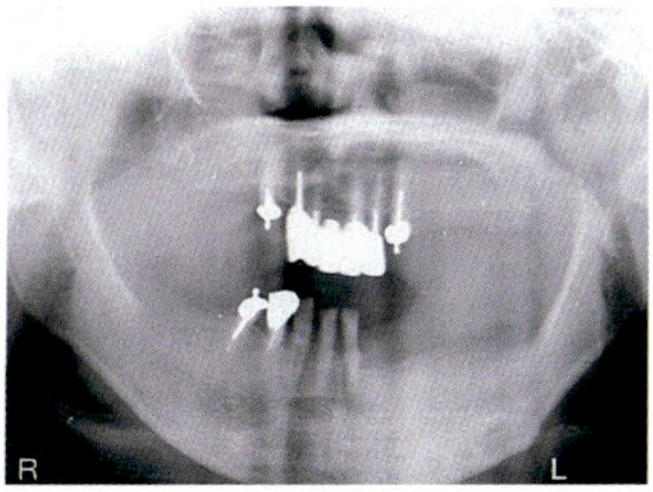

パノラマレントゲン（埋入前）

オペ当日に、仮歯を入れられることもある。

インプラントを埋入したその日に仮歯や仮ブリッジ、場合によっては最終ブリッジを入れ、見た目を良くするとともにある程度咬めるようにする方法を即時過重（イミディエートローディング）と言います。

通常、インプラントを埋入して骨の状態が良ければ早くて2〜3ヶ月半、骨が軟らかい場合は6〜9ヶ月後に冠やブリッジの型を採ります。その後、14日〜4週間ほどで完成しますが、見た目が本当に良くなったり、取り外しのいらないブリッジになるまでにはある程度期間が必要になります。

不自由な時間を少なくし、骨と結合する期間が短く済ませるインプラントを使用しますが、たとえば総義歯で最初から調子が悪い方は、インプラントを埋入後、義歯でインプラントを圧迫する傾向になり、よくありません。そんな場合には、骨の状態が良く下顎で4〜6

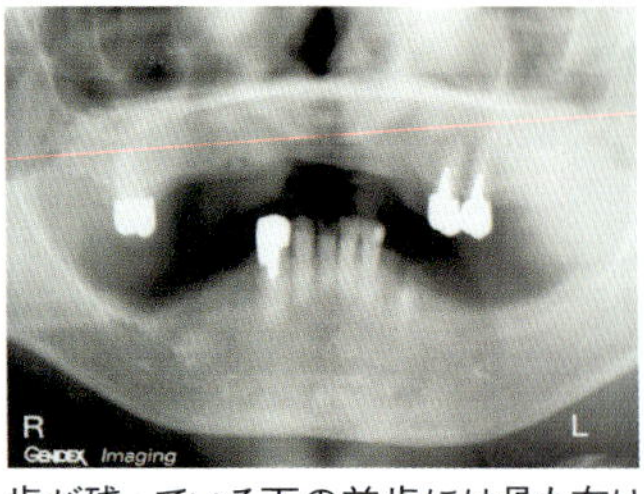

歯が残っている下の前歯には骨も有ります。下の奥歯は取り外し入れ歯のため、骨が約半分に痩せてしまいました。

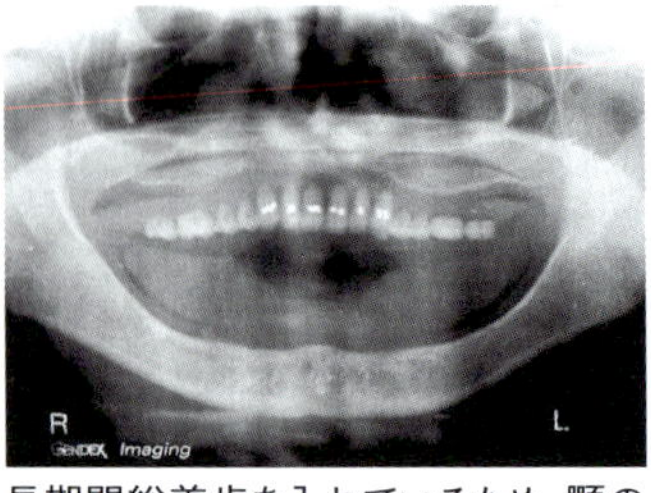

長期間総義歯を入れているため、顎の骨が半分の高さになっています。

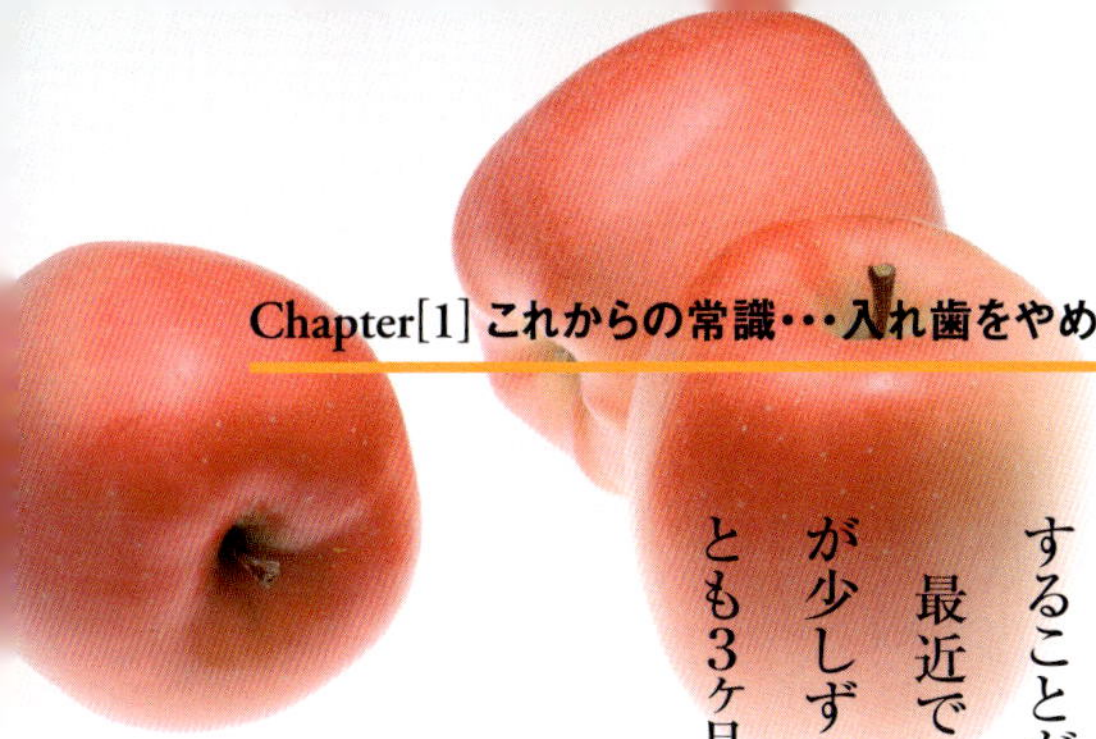

本以上、上顎で6～8本以上しっかりインプラントを入れることができれば、手術の当日に仮のブリッジが入れられます（日本人の場合、骨が少ないことが多く上顎には8本以上埋入した方が安全なことが多い）。

ポルトガルのパウロ・マロ先生は、オールオンファイブと言って上顎・下顎ともにインプラントを5本埋入し、即日に暫間ブリッジを入れて咬めるようにする方法を発表していましたが、最近オールオンフォーと言って4本での方法を発表しています。

条件が良い場合に限られますが、即日に歯が入ることは患者さんにとっては大きな喜びにつながります。また、インプラントの本数を減らすことができれば、治療費も比較的少なくすることができます。

最近では手術の当日に1本の仮歯を入れたり、大きな仮のブリッジを入れたりすることが少しずつ増えていますが、骨としっかり結合していない時点で入れる方法ですので、少なくとも3ヶ月間は軟らかい物を食べて頂きます。

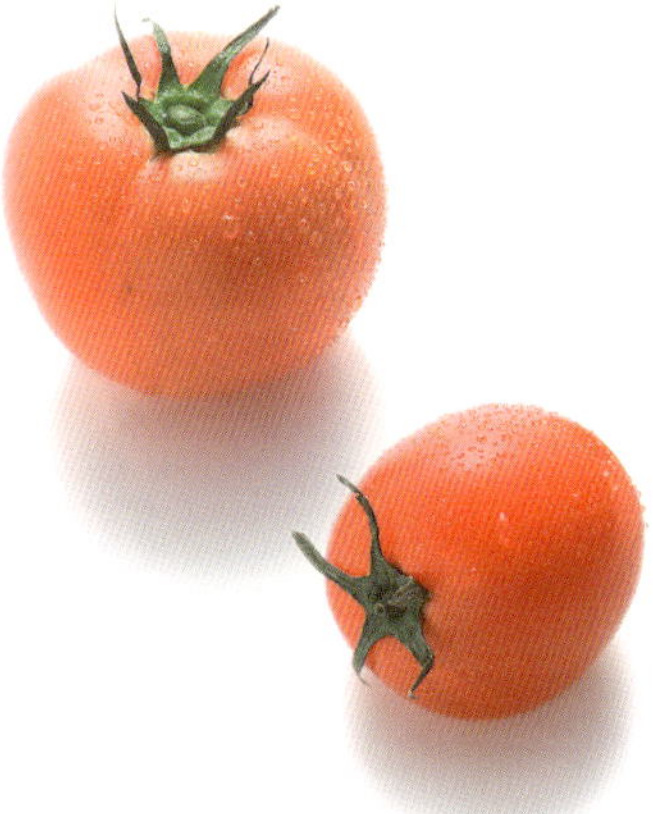

インプラントとタバコの相性は、悪い。

口腔の中には非常に多くのバクテリアが存在し、虫歯の治療後にも歯は多くのバクテリアにさらされることになります。そんな環境にさらされている処置歯は、治療後の平均使用年数(処置してから再治療しなければならなくなった時までの平均年数)として「レジン5.2年、アマルガム7.4年、インレー5.4年、鋳造金属冠8年、メタルボンド8年、ブリッジ8年」というデータも発表されています。(もっと永く使用できている場合も多くあります。)

もちろん人間の持つ免疫抵抗力も耐用年数に影響があります。その免疫抵抗力に大きな役割を果たしているのが、血液中にある白血球です。白血球にはアミーバのようにバクテリアを包んで食べる貪食作用があり、この作用が人体の免疫抵抗力に大きく影響しています。

インプラントの成功率(10年間で異常なく使用できている確率)は、非常に高く99%以上ですが、インプラントにもリスクがあります。それは糖尿病と喫煙です。糖尿病はバクテリアの感染に弱く、進行した糖尿病のためにすべての歯が感染して全体に歯槽膿漏になることもあります。糖尿病の方のインプラントを行うときは、主治医の先生に常に血糖値を低くコン

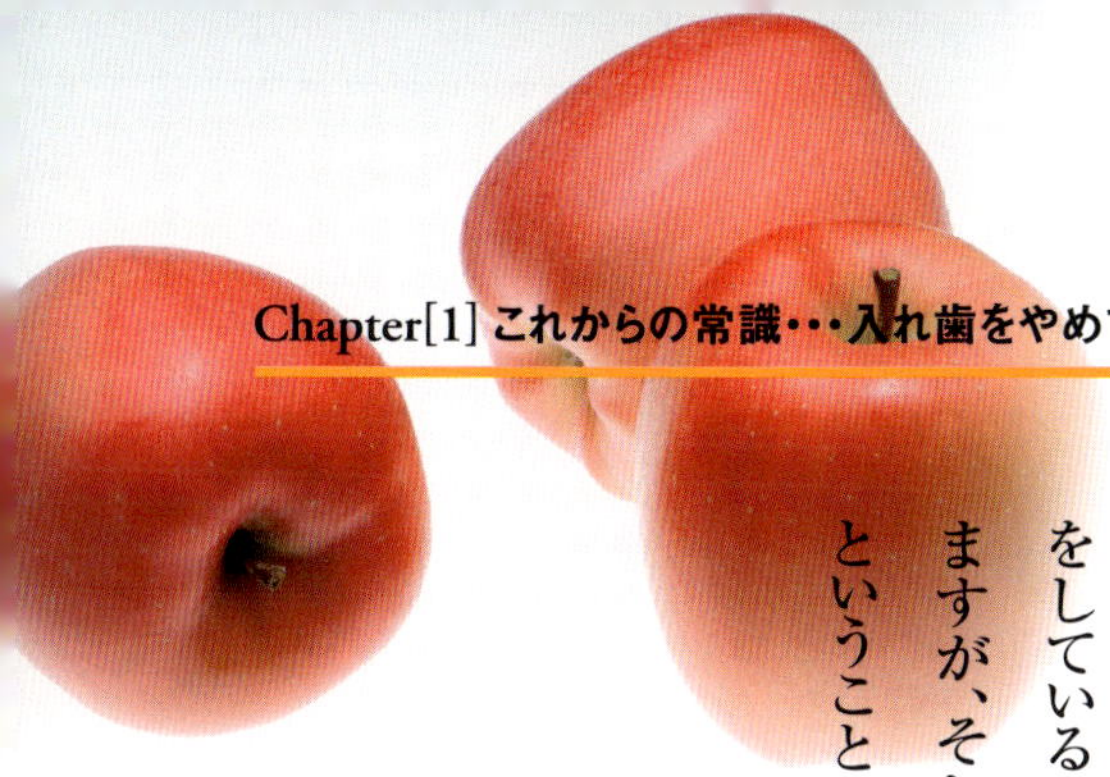

トロールしてもらいます。また、喫煙すると血液中にニコチンが入り、それが白血球の貪食作用を低下させるだけでなく、体内の血管を収縮させる作用があります。特に口腔の骨、歯肉に分布している血管は毛細血管で、これが収縮しますと血液が行き届かなくなり、ひいては白血球も届かなくなり、歯の周囲やインプラントの周囲のバクテリアが勝ってしまいます。

通常なら10年間の保証ができるインプラントも、喫煙をしている患者さんには3年しか保証できませんと伝えますが、それを機会にたった1本のインプラントを入れるということでもタバコをやめる方が多いです。

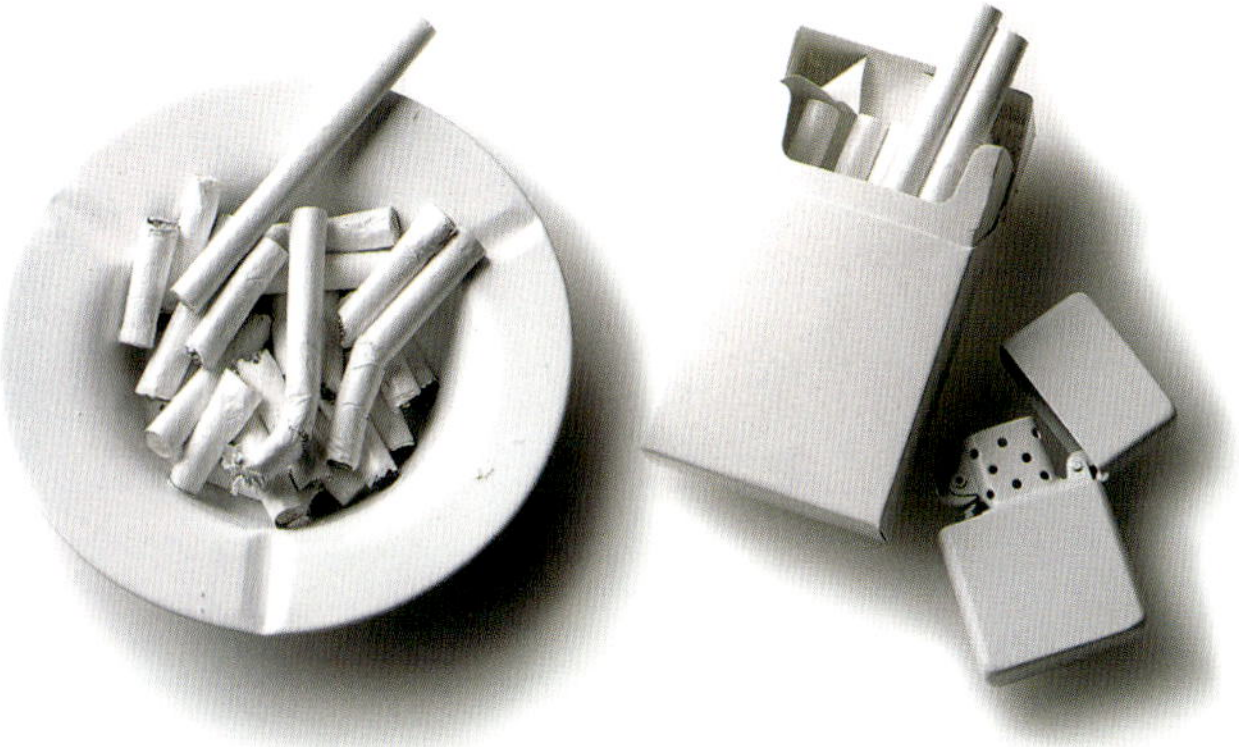

Chapter[2]

不安や疑問を安心に!
…… インプラントQ&A ……

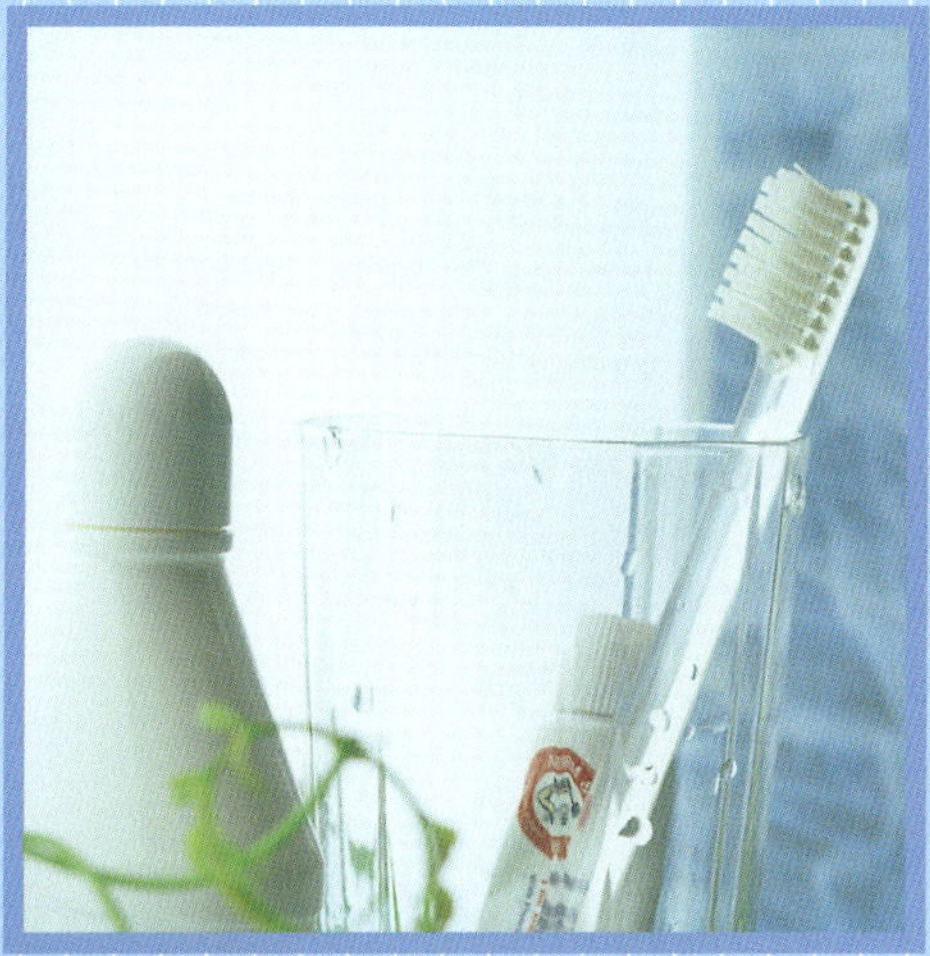

Q1 アゴの骨に金属を埋め込んでも害はない？

アゴの骨に入れていい金属は、現在チタンとチタン合金に限られます。

1952年にスウェーデンの医師〝ブローネマルク博士〟が、ルント大学で微細血管の研究をしている時、ウサギの血管を見るために足に顕微鏡を取り付けてその血流を調べていました。数ヶ月後に顕微鏡を取り外そうとした時に、すべてのネジが骨と結合していてネジが外せなくなりました。

この時のネジがチタンでできていたのでブローネマルク博士は、骨の中にチタンを入れると骨がくっついてしまうことを発見し、このチタンが骨と結合する現象を「オッセオインテグレーション（骨結合）」と命名しました。そしてこれを医学に役立てることができないかと考えました。

そして1965年、ブローネマルク博士はチタン製の歯根型インプラントを研究の末に開発し、はじめて患者さんのアゴの骨の中に入れました。その時の患者さんの下顎は歯が全くない状態でしたが、このインプラントにより、取り外しできない固定式のブリッジを入れることができました。

この患者さんは、今(2006年3月現在)でも健在で、インプラントもブリッジも全く異常がない状態を40年以上維持しています。

このブローネマルク博士のインプラントが、世界ではじめて骨と結合するオッセオインテグレーション(骨結合)タイプのインプラントとなりました。この発表は、全世界の歯科大学に衝撃を与えました。

そして、このインプラントが全世界で採用されるようになったのです。

それまでにもアゴの骨にチタン以外の金属を入れるインプラントがいろいろ試みられていたのですが、いずれもアゴの骨はその金属を異物としてとらえ、骨はその金属から遠ざかろうとするため、大きく吸収してなくなってしまいました。チタン以外の金属でできたインプラントの周りには肉牙が取り巻き、その外に骨がある状態でした。そのためインプラントはぐらぐら動くので必ず自分の歯を削ってインプラントと歯をつなげる必要がありました。インプラントと骨の間に隙間があって肉芽(ニクゲ)があるために、そこは感染しやすいので咬めなくなり、インプラントを入れてから数年で除去せざるをえないことが多く、患者さんからは不評でした。

以前のタイプのインプラントは痛くなって除去した後は、骨が大きく無くなってしまいもう二度とインプラントを入れることができませんでした。それに比べ、ブローネマルク博士以降のオッセオインテグ

Q1 アゴの骨に金属を埋め込んでも害はない?

レーション（骨結合）タイプのインプラントは、骨とインプラントが隙間なく結合するので、非常に感染しにくくなり、１９６５年に入れたはじめての患者さんのケースのように、非常に長い良好な成績で成功率は当センターで99％以上となっています。

Q2 インプラント治療には、年齢制限はあるの？

年齢制限は、ほとんどないと言えます。たとえば、当センターでインプラント治療をした方の最高年齢は81歳ですし、若い方の場合は骨成長が終了してからになります。個人差がありますが女性では14〜15歳頃、男性では18歳頃までは前後的成長が続き、縦方向に関わる顔面と顎骨の高径の成長は前後的な成長よりも長く続きます。

健康状態がよければ、高齢の方でも抜歯をする程度の体に対する負担です。オペの時間も短いものでは、麻酔を打ちはじめてから15分以内に終わる手術もあります。フラップレス法というやり方にすれば、オペをする部分に小さな穴を開けるだけで術後に縫合することもなく、出血もほとんどなく、痛みや腫れもほとんど感じることもありません。患者さんもこれなら大変楽にできます。

また、当センターではまだありませんが、小児で無歯症(永久歯が全くない状態)の患者さんが学会などで発表されており、そのような場合は低年齢でインプラント治療が行われています。ただし、成長期の小児で1~数本の永久歯欠損があった場合、インプラントを入れるとその部分の骨の成長だけがストップしてしまいます。たとえば、セラミック冠を入れた場合、他の部分の骨だけが成長するため、そのセラミック冠が他の歯に比べて成長期終了後に短くなってしまうのです。その結果、見た目に少し違和感がでたり、咬み合わせがその部分だけ低くなったりするので、再度セラミック冠の型を取り直して他の歯に合うようにつくり替える必要がでてきます。

このようなことを除けば、インプラント治療には年齢制限はほとんどありません。

Q3 インプラント治療ができない場合があるの？

稀にあります。たとえば口の中のガンで放射線治療を行いアゴの骨に一定以上の放射線が当たったと思われる場合には、インプラント治療はできません。

インプラントだけでなく、グラグラしている歯の抜歯などの簡単な処置なども放射線治療後にはできなくなる場合が多いのです。もし、不用意に抜歯を行った場合、その部位は骨が治癒することなく感染が進行していくので、術後の経過が非常に悪くなって、患者さんも歯科医師も苦労することになります。つまり、放射線治療を受けた骨は、治癒能力が極端に低下するので、ガン治療などの主治医の許可がない限りは観血的な処置を骨に加えることは一切できません。

その他にもインプラント治療ができないのは、通常の手術も行うことができない高度な心臓疾患や高度な糖尿病、全身疾患がある時などです。いずれにしてもオペができるかどうか判断しがたい疾患がある場合には、患者さんが普段かかっている主治医の意見を聞くことになります。

Q4 治療の期間は、どれくらい？

治療期間は、まず診断のための期間として、歯科用CTの撮影を行うために1~2週間必要になります。CTなどのデータが揃えば、シミュレーションを数日で行った後、インプラントのオペを行うことができます。

オペの後、通常は1週間後に糸をとり、1ヶ月後に歯肉の診査および血流をよくして骨がインプラントの周りに早くできるように低周波治療を15分くらい1ヶ月に1回行います。（それをポインター治療と言います。）

骨の状態がよければ、3ヶ月後に型を採り、約2週間でセラミッ

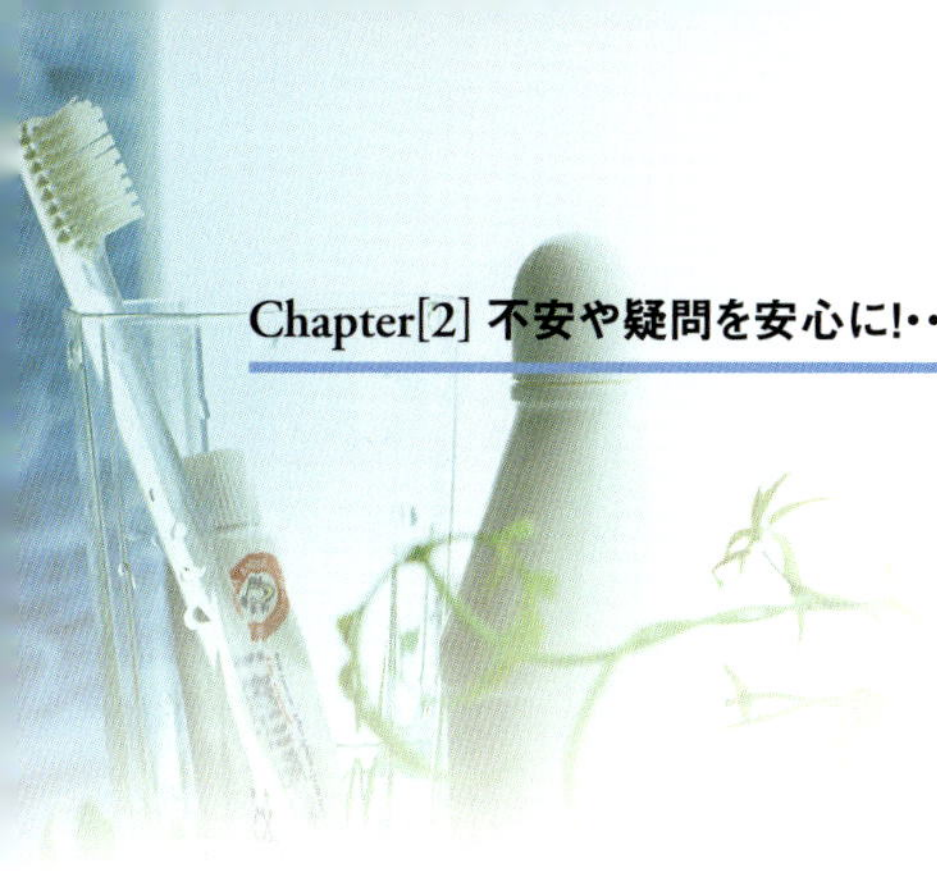

ク冠が入ります。骨が柔らかい時には、オペ後4ヶ月後に型を採ります。

ただし、インプラント・オペと同時に、骨造成（骨をつくる処置）を行った場合には、オペ後5～6ヶ月待ってもらうことがあります。

Q5 手術は痛くない？入院の必要はあるの？

インプラントの手術を行う際、表面麻酔を数分行ってから局部麻酔を行いますので、麻酔時の痛みは非常に軽微です。最近は針無しの麻酔を行いますのでより患者さんは楽に手術を受けられます。麻酔はしっかり効きますから、手術にも痛みを感じることはほとんどありません。手術の間は、通常笑気ガス使用の笑気麻酔を行います。笑気ガスが体内に入り、患者さんの不安や恐怖心を軽減します。そして少々痛みを軽減します。笑気ガスを純酸素約70％と併用します。笑気ガス中の酸素濃度70％以上は、通常の空気中の酸素濃度21％より3倍以上とかなり多いので、非常に安全な麻酔と言えます。更に手術後は笑気を切って酸素100%ガスを3～4分吸って頂きますので更に安全です。

手術は侵襲の少ない方法(ミニマリー・インベイシブ・インプラント・サージェリー:歯肉を大きく開けずに短時間で正確に安全な手術を行うこと)で実施しますから、術後の痛みや腫れはほとんどなく、軽い仕事であれば、オペ当日に仕事に行かれる方もあるくらいで、翌日の仕事ならほとんど影響がありません。

患者さんが術後1週間後に糸を抜きに来院された時「痛みはどうでしたか?」と尋ねると、ほとんどの方から「痛みはありませんでした。」という答えが返ってきています。

このような手術ですから、入院の必要性はもちろんありません。

Q6 インプラントは何年くらい長持ちするの？

インプラントの成功率は学会では96～98％と発表されています。

当センターではセラミックを入れてからは、10年間で99％以上の成功率です。この非常に高い成功率により、タバコを吸っていない方に対してはインプラント本体（上部のセラミックやブリッジは除く）について、10年間保証をしています。しかし、タバコを吸っている方には3年間の保証しかしていません。このような保証ができるのも、かなり多くのケースで半永久的に近い成功率があるからです。

他の歯科治療と比較すれば、ブリッジなら補綴学会で約8年の平均使用年数であると発表されていますが、これは8年すれば虫歯など何らかの原因で、やり直しすることが多くなるということになります。その原因は、かぶせても隙間が必ずあるために虫歯や歯槽膿漏になるからです。

ヨーロッパの歯科大学では1本欠損のブリッジは、学生に教えない大学も出てきています。また、取り外し入れ歯もバネをかけた歯を痛め、グラグラして抜かなければならなくなることが多く、残った歯がだんだん少なくなってきます。

アメリカではかなり多くの歯科大学で、取り外し入れ歯は学生に教えられなくなってきました。コネチカット大学のトーマス・テーラー教授は２００４年の学会で「アメリカでは取り外し入れ歯は急速に歯科治療の歴史的遺物になりつつある。」と話しておられました。つまり、欠損したところに歯を入れる方法として、残った歯を削ったり、犠牲にしたり、負担をかけたりする方法は選択すべきではないというのが学会で一致した意見なのです。言い換えれば、欠損に対する治療法は、インプラントが第一選択であるということです。

ご質問の「何年くらい長持ちするの?」という問いに対しては、経過が良ければほとんど半永久的に使うことができるとお答えできますし、その言葉だけでは不安でしょうから、保証もつけていますので、安心いただけると思います。

Q.7 治療後に引っ越したときはどうすればいい?

できる限り、1年に1回でも検診に来院されると安心です。

遠方に引っ越した場合は、そういうわけには行かなくなりますから、当センターでは、全国に学会の友人やインプラントの勉強をよくしているドクターを知っていますから、万一の場合は紹介することもできます。

Q8 歯が1本もない場合は、治療できる?

もちろん、歯が1本もなくてもインプラント治療はできます。インプラントによって、取り外すことのないブリッジを入れ、硬い物を自分の歯のように咬むことができるようになります。

基本的には下アゴは硬いので、インプラントは通常6本あれば、ブリッジができることが多く、上アゴは骨が柔らかいことが多いので8本でブリッジを行うことが多いのです。ただし、上アゴでも骨の量が多く、一定以上のサイズのインプラントを入れることができれば4〜6本で固定式のブリッジを入れることも、しばしばあります。

インプラント治療を行う場合には、基本的には取り外しできないブリッジを入れて、硬い物も粘着性の物も何でも咬めるようにした方がいいのですが、場合によっては経済的理由で下アゴに2本だけインプラントを入れて、義歯にパチッとはまるアタッチメントという部品を装着する安価で効果的な方法もあります。取り外しではありますが、入れた時には義歯がびくとも動かない状態になり、硬い物やおもちなども咬めるようになります。

無歯顎(歯が1本もない状態)で下アゴに6本、上アゴに8本しっかりインプラントを入れることができた場合、費用は別にかかりますが、インプラントの手術当日に取り外しのできない仮ブリッジを入れて柔らかい物くらいは咬めるようにできるイミディエート・ローディング法を行うことが多くあります。もし、イミディエート・ローディング法を行わない場合は、以前から使用している総義歯をインプラントに当たらないように調整して使ってもらうようにしています。

Q9

治療費はいくら？保険はきくの？

インプラント治療には、健康保険は原則的にききません。

治療費には診断のための費用と手術、セラミック冠の費用がありますが、インプラント治療とその費用を説明します。

〈1日目〉

初診でインプラントができるのかどうかを相談にきた場合、相談料は無料です。

説明の後、もし歯の掃除を行う必要がある場合は、全体の歯と骨の状態を見るためのパノラマ・レントゲンを撮ることがあります。その時、ついでに骨の平面的な状態を見ることができます。

インプラントを行うためには必ず立体的な骨の状態を知っておく必要がありますので、そのためにほとんどが歯科用CT、ごくまれにCTを撮ります。これらのCTを撮る場合、インプラント予定部位にガイドを入れたステントという部品を装備して撮影します。このステントは、型を採って技工士に作ってもらいますが、その製作費は大きさにより7,000〜13,000円+税ほどかかります。

〈2日目〉

CT撮影当日、ステントがピッタリ合うことを確認してから撮影を行ます。

撮影料は、1本10,000円+税、1本追加ごとに1,000円+税がかかります。

〈3日目〉

欠損している本数が少なければ、CT撮影を行って当日にオペのシミュレーションを行うことが可能です。従って歯科用CT撮影後、1週間以降ならいつでもオペができます。無歯顎等で本数が多い場合は、撮影1週間後にその結果を説明します。この時に骨の状態・インプラントの種類と本数・ブリッジの形・その費用まで説明します。

〈4日目〉

オペを行います。上下無歯顎で16本インプラントを埋入する場合も1回でオペを行います。術前のシミュレーションをしっかり行いますので1本のインプラントの埋入では簡単な場合は15分位で終了します。術後3〜4日目に消毒、術後7日目に抜糸を行ます。

〈1ヶ月目〉

通常、糸抜きから1ヶ月後に歯肉の経過観察を行い、低周波治療を約15分行って治癒を促進させます。1ヶ月毎に歯肉の状態を確認し、低周波治療を行います、1回500円+税です。

Q9 治療費はいくら? 保険はきくの?

〈治療完了まで〉

骨の状態がよければオペ後約2ヶ月で型を採ります。もし骨が柔らかければ3~4ヶ月で型を採ります。骨をインプラント埋入と同時につくらなければならないケースでは、4~11ヶ月かかることもあります。その間は、1ヶ月ごとに経過観察と低周波治療を行っていきます。

型が採れたら、簡単なケースでは2週間、無歯顎(歯が全くない状態)のブリッジでは2ヶ月ほど製作日数がかかります。セラミック冠やブリッジが装着されたら治療は完了です。

治療完了後、1年に2回定期検診をできるだけ受けてもらいます。検診料は1回約5,000円+税です。

Q.10 いま通っている歯科医院でもできる？

今通っている歯科医院でも、その先生がオペについての訓練をきちんと受けていて、学会やセミナーに積極的に参加しており、オペのための設備できれば専用のオペ室があり、インプラント用のガス滅菌器の設備があり、多数の症例を行っているドクターに正確なオペに対するシミュレーションをやってもらえるなら、もちろんインプラント治療は受けられます。前歯に関しては、審美的要求に応えることができる特殊な技術が必要になります。

いずれにしても、年間の症例数が多い外科医が行う方が安全です。

Q 11

治療中の食事などはどうする?

オペ当日から術後の痛みや腫れをできるだけ少なくするための必要条件として、体の免疫抵抗力を高めるため栄養をできるだけしっかりとることが必要です。

自分の歯が多くある場合には、オペ当日からインプラントを入れたすぐ隣の歯も使って食事することは構いません。ただし、オペ直後から徹底的に、特にインプラントを入れた隣の歯は清潔に磨いておくことが必要です。

自分の歯がある場合は、わざわざ流動食にする必要はありません。無歯顎(歯が全くない状態)のオペの場合、1週間後に糸抜きをするまでは歯肉の形が以前とは変わっていますから、今まで使っていた総義歯はほとんど合わないので使うことができないことが多く、1週間は流動食になることがあります。流動食でもしっかり栄養を採る必要があります。

糸抜き後に総義歯の内面を調整して何とか使えるようにします。ただし、無歯顎(歯が全くない状態)のオペの場合、下アゴで6本、上アゴで8本しっかりインプラントを入れることができれば、別途費用はかかりますがオペ当日に取り外しできない仮のブリッジ(イミディエート・ローディング)を入れて、当日から柔らかい物くらいは咬めるようにする方法があります。

この方法を使えば、患者さんは食生活がオペ当日から大変楽になります。

Q12 歯槽膿漏や糖尿病でも手術できる？

歯槽膿漏の場合には、オペをする前からオペ後も歯槽膿漏の処置をして行かなければなりません。

オペをする部位の隣などに歯槽膿漏の歯があると、そこから感染してオペの失敗の原因になるか、あるいは将来の感染の原因になり、インプラントの成功率を下げる要因になるからです。

従って、術前にできるだけ歯肉の下の歯根の表面にある歯石や汚れを徹底して除去し、歯肉が赤く腫れていたり、ウミが出たりする状態を改善しておかなければなりません。このようにして、歯槽膿漏が進行しないようなメンテナンスをしておけば、歯槽膿漏の患者さんにもインプラントは必ずできます。

糖尿病の場合は、感染しやすいという面があるので全体に進行した歯槽膿漏の原因になることがあります。この場合は主治医から血糖値のコントロールをしてもらい、口の中をいつも清潔に保つように心がけることが大切です。

歯槽膿漏、糖尿病いずれにしても、年3回のインプラント検診のチェックを毎回受けるようにすることが、将来までの安心につながります。

Q.13 タバコを吸っていても手術はできる？

タバコは、インプラントだけでなく自分の歯にとっても最大のリスクです。

タバコを吸っていない場合には、セラミックなどの上部構造が入った後でのインプラントの成功率は、当センター10年間で99％以上です。このことからもインプラントはほとんど悪くならないのですが、タバコを吸うとその成功率は極端に低くなるのです。

タバコを吸ってニコチンが血管内に入ると、血管は収縮して血流が悪くなります。口の中の骨や歯肉に分布している血管は、毛細血管という非常に細い血管が多く、それが収縮すると血液の中にあるバ

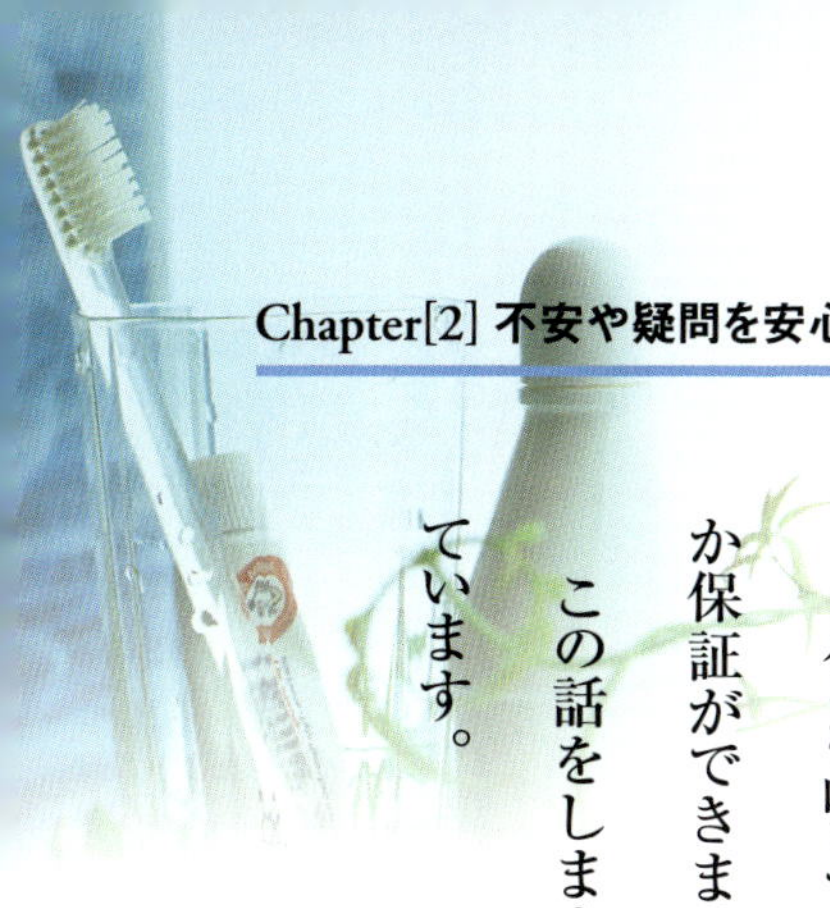

クテリアを食べる白血球が歯肉や骨に届かなくなってしまいます。

さらに、バクテリアをアミーバのように食べる白血球自身の貪食作用も低下します。そのため、歯肉に入り込んだバクテリアが対抗する白血球の作用を受けずに炎症を進行させることになります。

これまでインプラントを数多く入れていますが、悪くなったのはタバコを吸っている方が非常に多いのです。インプラントについては、インプラント本体(上部構造は別)に対して10年間再診料のみで保証を行っています。

タバコを吸っている方は、たとえ1回1本でもインプラントは3年しか保証ができません。

この話をしますと、ほとんどの方がこれを機会にタバコをやめられています。

Q14 手術の後で腫れない?

手術は麻酔をしっかり効かせて行うので、痛みはありません。後で腫れることもほとんどありません。

ただし、インプラントのオペと同時に骨をつくる処置をした時は、術後3日間ほど腫れます。その後1週間ほどで腫れは治まってきますが、このように少し出血をともなうような処置を行った場合には、少しの腫れと痛みが生じます。

骨を移植するような処置をしない通常のインプラント・オペの場合は、痛みも腫れもほとんどないので、術後4日目と1週間後に洗浄し、1週間後に糸を抜きます。その来院時に、「痛みとか腫れは、どうで

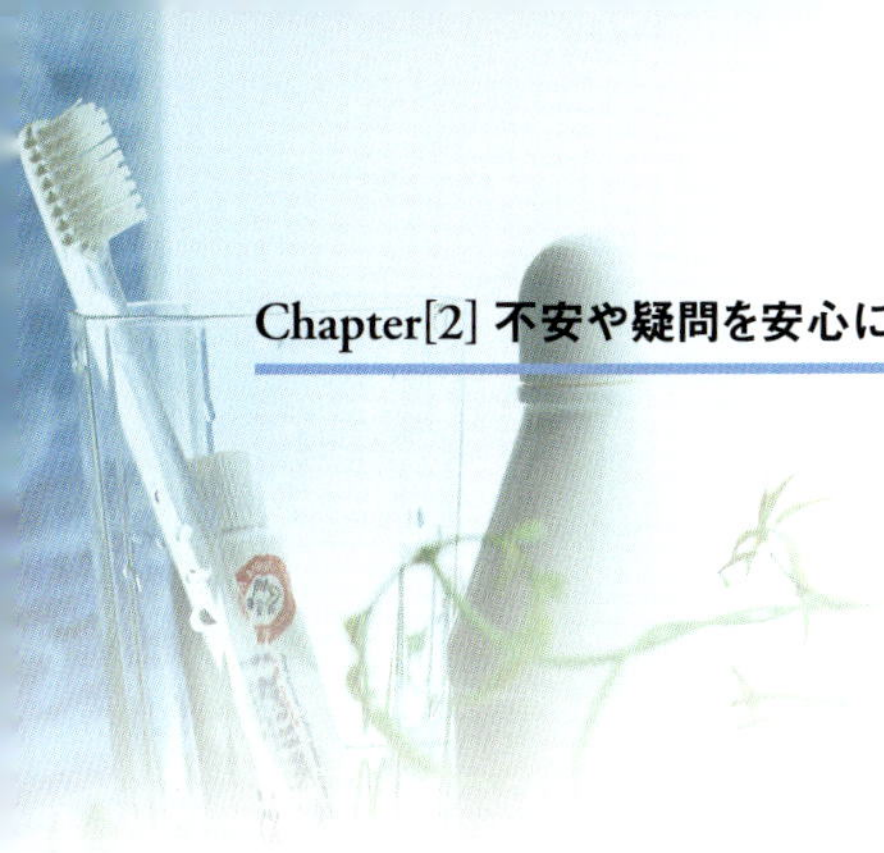

したか。」と尋ねますが、ほとんどの患者さんから「腫れも痛みもなかった。」と返ってきます。

Q15 全身麻酔で手術できる？

もし全身麻酔で手術することになれば、術後に入院が必要になります。

しかし、インプラントのオペはたとえ本数が多くても局所麻酔で充分に効かせることができるので、全身麻酔の必要がないのです。

また、静脈内鎮静法という半分眠った状態で行うこともできますが、術後30分～1時間で麻酔が戻り、階段や駅のホームで転倒したりする事故が起こる危険性があるので、公共交通機関の利用は避けた方がいいと思います。どうしてもこの方法を行いたい場合は、術前から付き添いをひとり付けていただくことが条件となります。

Q.16 手術に上手い・下手はあるの?

当然あります。

1ヶ月に60本くらい埋入しているインプラント外科医と、1ヶ月に1～2本、あるいは2～3ヶ月に1～2本しか行わないドクターとでは、手術の仕上がり、手術に要する時間、そして安全に正確にできたかどうか、が明らかに違ってきます。

また、無歯顎(歯が全くない状態)の場合などの難症例は、症例数の少ないドクターでは難しいと思います。

さらに、前歯などの審美的要求の強い部分では多くの技術が必要になりますから、誰がやっても同じということはありません。

Q17 インプラントの手術の成功率は高いの？

学会での発表は、94～96％となっています。

実際、当センターではセラミック冠などの上部構造を装着後には、10年間で99％以上の成功率です。

手術が失敗する可能性は、オペでインプラントを埋入し、それがしっかり骨と結合するまでの間に感染することが1～2％あります。

その大きな原因は、インプラントの隣の歯が歯槽膿漏で、そこから感染することです。もうひとつは、非常に硬い骨で削っても出血しないことがあり、その状態でインプラントを埋入した時に稀なケースで感染することがあります。硬い骨は丈夫ですが、血管が非常に少なくインプラントのオペ時に骨を削っても中から出血がない場合、そこに入れたインプラントは新鮮な血流に取り巻かれないことがあり、感染する危険性が高くなるというわけです。

しかし、感染したインプラントを除去して1ヶ月間は、インプラント窩にバクテリアが存在する可能性があります。そして2ヶ月後になると、インプラント窩は内部から毛細血管がたくさん発生し、柔らかい若い骨で満たされはじめてきます。この状態になったら、あまり削らずに再度インプラントを入れれば、今度は以前より血管が多くなっているので、しっかり骨と結合するようになります。

ですから、もし感染しても日数はかかりますが、インプラントは入れることができるということになります。

Q18 万一、インプラントの周りが感染したら?

インプラントの周囲に感染して骨がなくなった場合には、これまではそのインプラントを除去して骨をつくり、再度インプラントを入れるという方法がよくとられていました。

しかし現在では、骨が半分くらいなくなってもその部分のバクテリアを除去して、骨を再生させるという技術も開発されてきました。

これにより、従来のようにインプラントをすぐ除去して大変な日数と費用をかけて修復しなくても、患者さんも比較的楽に骨の再生を図ることができつつあります。

Q.19 アレルギー体質でも大丈夫?

インプラントはチタン製です。そのチタンのアレルギーはほとんどありません。

しかし、金属アレルギーの場合、上部構造のセラミック冠などに使用する金属の中にアレルゲンがある場合があります。

そのような患者さんには、術前の病院での金属アレルギーテストを受けてもらい、該当する金属元素の入っていないセラミック冠の金属を選択しておかなければなりません。

金属アレルギーでない場合は、投与する薬物や消毒薬に注意を払ってオペを行えば、通常通りの手術ができます。

Q20 治療後も定期的に通わないといけないの？

インプラントが終わった後、年に2回定期検診があります。4月、8月、12月にインプラント検診のお知らせをハガキで送りますから、できるだけ受診した方が、成功率をより高めることになります。

来院された時には歯科衛生士がインプラントをはじめ、他の歯の周りに汚れが着いていないかを診査し、患者さんが気がつかないところの汚れがあった場合は、どうしたらブラシなどが届くかを衛生士が指導します。

インプラントの上部構造はほとんどがセラミックですから、汚れは

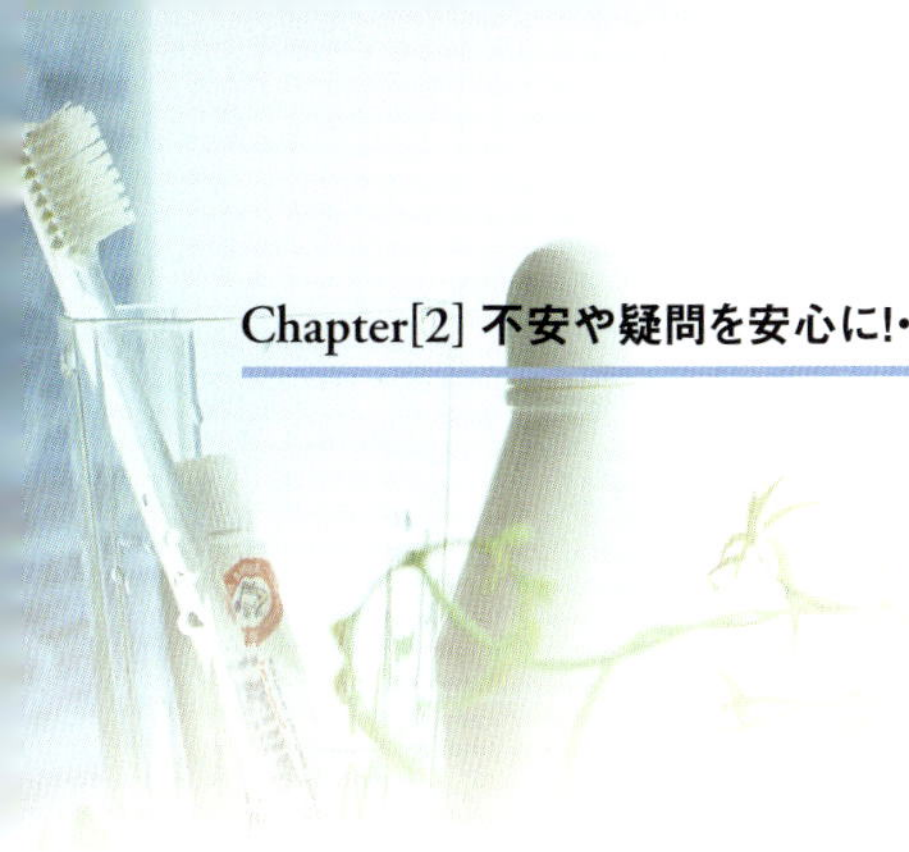

着きにくいのですが、他の自分の歯や金属に比べて摩耗が少ないため、4～5年すると、セラミックだけが咬み合わせがキツくなることがあります。

その場合インプラントに負担がかかることもありますので、4～5年に一度くらいは咬み合わせをわずかに調整して、他の歯と同じような高さにしておくことが長く使うためにも必要になるのです。

Q21 手術の後の注意事項はあるの？

インプラントの手術後は、数日間できるだけ安静にすれば、ほぼ通常の生活ができます。

ただし、オペ直後は小さいとは言っても傷口もありますし、抵抗力が一時的に衰えることも考えられるので、注意すべきことはあります。

その注意点としては、

●インプラント・オペの直後は、傷口に当てた止血用ガーゼを少なくとも30分間は強く咬み、できれば帰宅するまで咬み続ける。

●さらに出血が続くようであれば新しいガーゼを四つ折りにして傷

口に当ててしっかり咬む。

●オペ後1時間くらいは麻酔の影響で感覚が鈍るので、誤って唇や頬を咬んでしまったり、飲食時に火傷をしてしまうこともあり、注意が必要。

●オペ当日は唾液に血液が混じってしまうこともあり、傷の治りが悪くなるのでオペ当日だけは、うがいをしない方が良い。翌日からは、処方されたうがい薬を使い切るまで毎食後うがいをする。

●歯磨きは当日から歯だけを磨くようにし、歯ブラシにうがい薬の原液を1滴つける。

●1週間は飲酒や香辛料の強い食物は避け、過度な運動やお風呂(シャワーは可)も控える。

●オペ後の免疫抵抗力が高ければ、腫れや痛みは小さく、治癒も早まるのでオペ後は栄養価の高い食物を摂るよう心がける。

Q21 手術の後の注意事項はあるの?

●自宅では患部を冷やさないようにする。また、上アゴのインプラント・オペの後で、担当医の指示があった場合、強く鼻をかまないようにする。

●投与された薬は指示通り服用し、もし異常があれば中断して担当医に相談する。

などがあります。

Chapter[3]

インプラントにしてよかった!
…… 体験者の声 ……

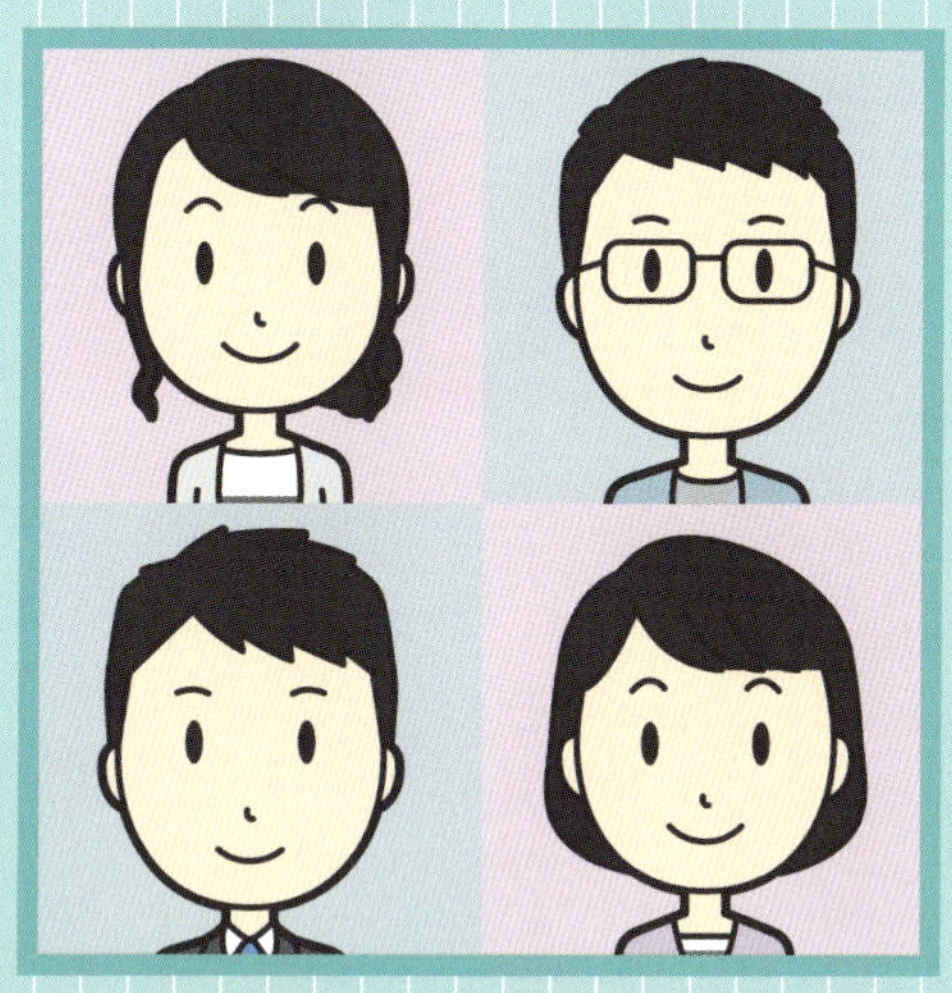

歯がきれいで笑った顔がほめられます。

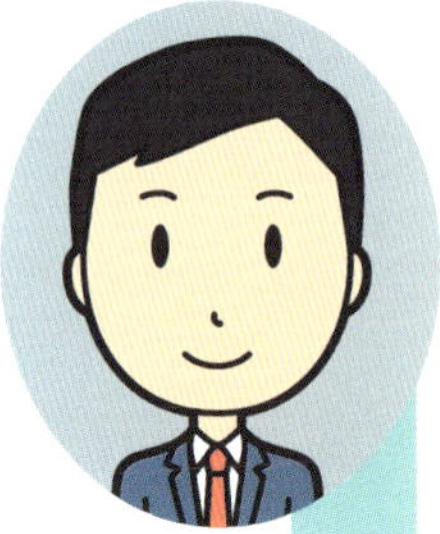

KSさん（1947年生まれ）

子供の頃から歯が悪く、そのたびに治療をしてもらっていましたが、15年位まえに前歯が抜けて、それを機会に説明をうけてインプラントを決断しました。その後も迷わず右の奥歯、そして左下と右下の奥歯をインプラントにして今日に至っています。元々気が弱いので、恐怖感があり心配したのをハッキリ覚えています。

今では何の違和感もなく、一番大事な「おいしい」「まずい」の味覚が本当にわかり、うれしい限りです。

それと前歯のインプラントのお陰で、顔はちっとも褒められませんが、笑ったときの歯は77才

でも「きれいな歯だネェー」と皆に言われます。うれしいです。
私みたいに恐怖感をもっている人は、「心配はいらないです」と同じ境遇の人に言っています。

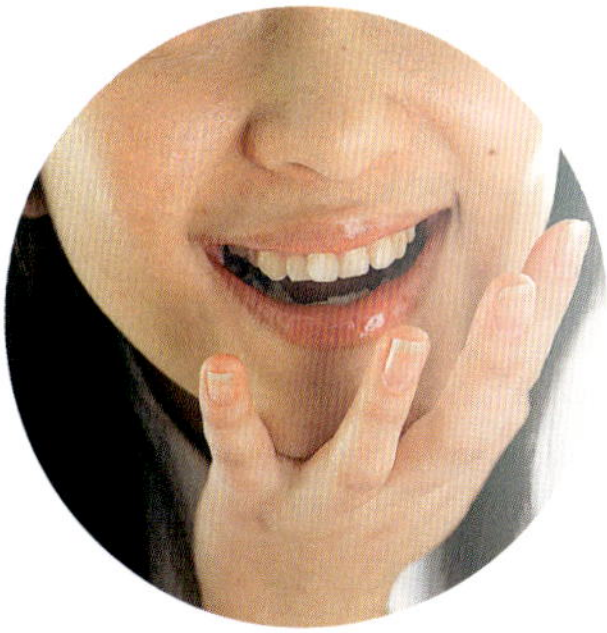

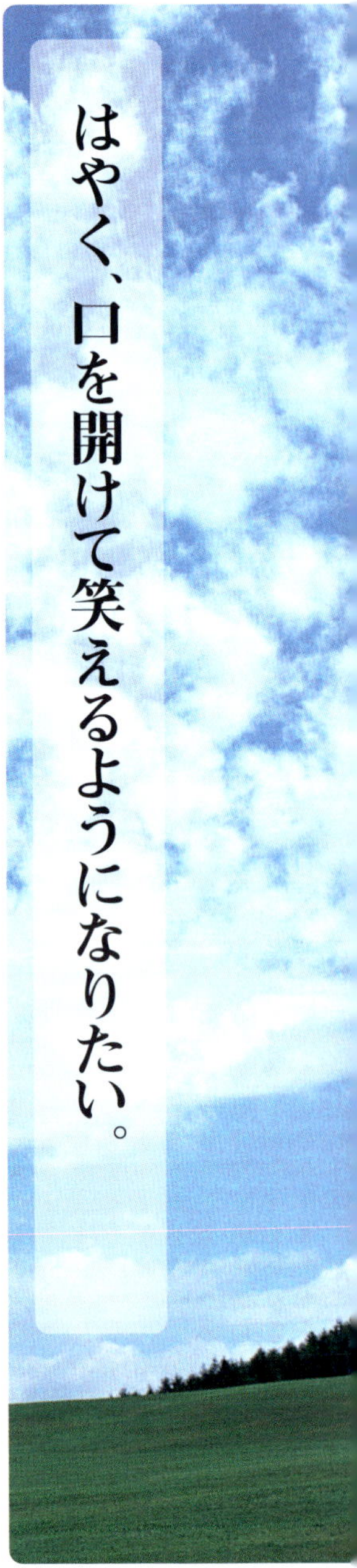

はやく、口を開けて笑えるようになりたい。

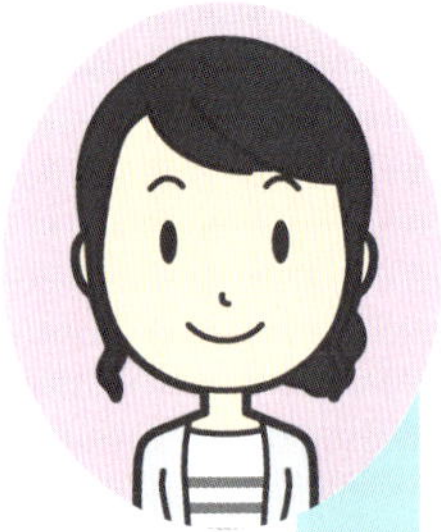

NIさん（1949年生まれ）

私は2004年の9月に下の奥歯2本をインプラントにしました。もともと奥歯には冠がかぶせてあったのですが、ガムを咬んだりするとよくはずれて、そのたびに歯医者さんへ行って治してもらっていたんです。

お餅を食べるのにも、よく咬めなくて不便でした。その頃、インプラントのことを知って、さっそくインターネットで調べ、テルミナ歯科のことを知ったのです。それでも不安で迷っていましたが、後で後悔するのがイヤだったので思い切って説明会に来てみました。詳しい説明を聞いて〝これだ〟と確信しました。

もしうまくいかなくても、入れ歯にすればいいんだからと思って決心したことを覚えています。オペは奥歯だったせいか思ったより楽でしたし、好きなモノも気にせず食べられるようになって幸せです。

今は、差し歯にしていた前歯の歯ぐきが下がってきて炎症を起こしたので抜いて、インプラントにするところなんです。でも奥歯のように骨がしっかりしてなくて、別のところから骨を移植して丈夫にしているところですが、骨を採るときがとても痛かった。

でも前歯が気になって笑えなくなっているのがつらかったので一日も早くインプラントにしたい。私は高校の家庭科の非常勤講師をしているので、若い生徒さんといっしょに笑ったり、いろんな話しをする機会があるので前歯がとても気になっていました。

インプラントは、ほんとうに価値のある治療だと思います。そのためには信頼できる先生との出会いも大切です。私は、自分の体験から知人にもこの歯科を紹介しています。

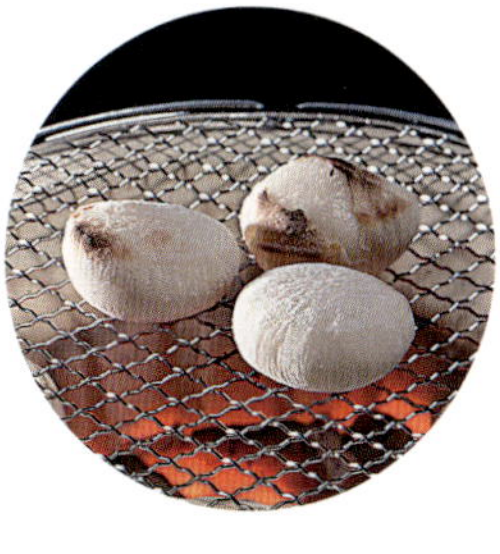

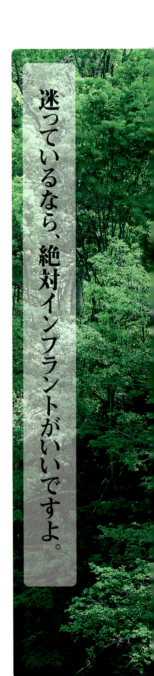

迷っているなら、絶対インプラントがいいですよ。

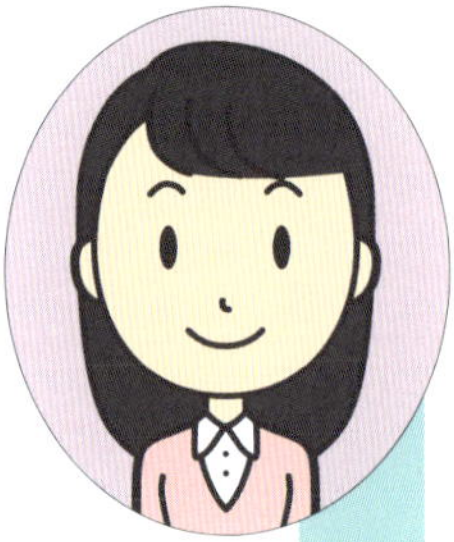

SNさん（1952年生まれ）

ちょうど今日は、4ヶ月に一度の定期検診に来たところです。私は2002年に左の上の奥歯をインプラントにしました。

インプラントにしたわけは、その奥歯が歯周病になって歯が痛くなり、抜くことになったからです。それでブリッジにするのも無理だったし、友だちからブリッジは違和感があると聞いていて自分でもイヤだったのでこのテルミナ歯科に来ました。

鳥村先生は主人の知り合いだったので、インプラントにするならココにしようと思っていたんです。

それまでの歯医者さんではできる限り歯を抜かずに残すという方針でしたけど、先生に相

談したら、あっさり抜くことをすすめられてインプラントの手術になったのです。今では悪くなる前の自分の歯のように、自然で健康な歯を取り戻せて毎日いろんな食べ物をおいしくいただいています。

今、インプラントにしようか入れ歯にしようかと迷っている人がいるなら、迷わずインプラントにしなさいって言いたい。ほんとに迷う必要さえないと思います。一度体験すれば分かると思うけれど、私もインプラントを入れていることさえ忘れているほど違和感はまったくありません。それにオペ自体も自分が想像しているより簡単に終わりましたし、先生に任せておけば不安はありませんよ。

申し分ないほど快適に食生活を送っていますが、実は最近、右下の奥歯も抜いたので、いつか近いうちにこちらもインプラントの手術を受けようと思っています。

もともと主人に教えられてこの歯科医院に来ましたが、今は逆に主人にもインプラントをすすめているんですよ。

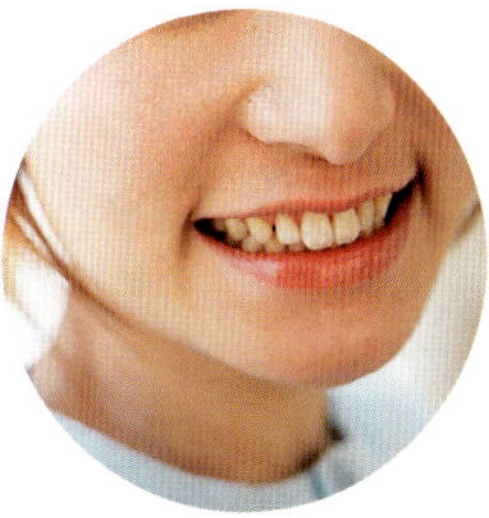

ブリッジとの縁が切れて、幸せになりました。

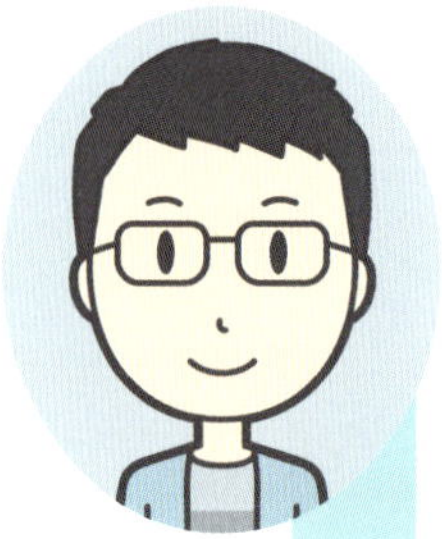

KOさん（1946年生まれ）

私は上の歯の右4本と左2本の6本をインプラントにしています。もともと別の歯科でブリッジを入れていたのですが違和感が気になって私には全然合わなかった。もう、イライラしっぱなしでした。

ブリッジを入れたことがないと分からないと思いますが、たとえば髪の毛が1本口に入っただけで気になってしょうがないんですよ。それに知り合いの家で、餅菓子などを食べているとはずれてくるので人前でみっともなかった。そのうちに好きなモノまで食べたいと思わなくなってきたりしていました。これでは自分自身が気持ち的にも不健康になってしまうのではないかと、インターネットで解決策を探している時、ここテルミナ歯科を知りました。幸い、勤務先に

も近かったのですぐに行こうと思いました。
　ブリッジにしていた頃、それを支えるのに健康な歯まで削らなければいけないことに疑問を持っていたので、インプラントの説明会を受けるまでもなく自分からインプラントにしたいと先生に頼みました。
　オペも痛いとか感じませんでした。最近、ここで親知らずを抜いたのですが何ともありませんでしたよ。やっぱり信頼できるじょうずな先生に出会うと違うんですね。
　おかげさまで今は、何も感じないほど自然な感じで好きなモノを普通に食べています。ブリッジとのイヤなつき合いが長かったので、自分の歯が元に戻った感じでとても幸せに感じています。インプラントの良さがあまりにも素晴らしいので、家内にもすすめました。今日も一緒に検診に来てるんですよ。

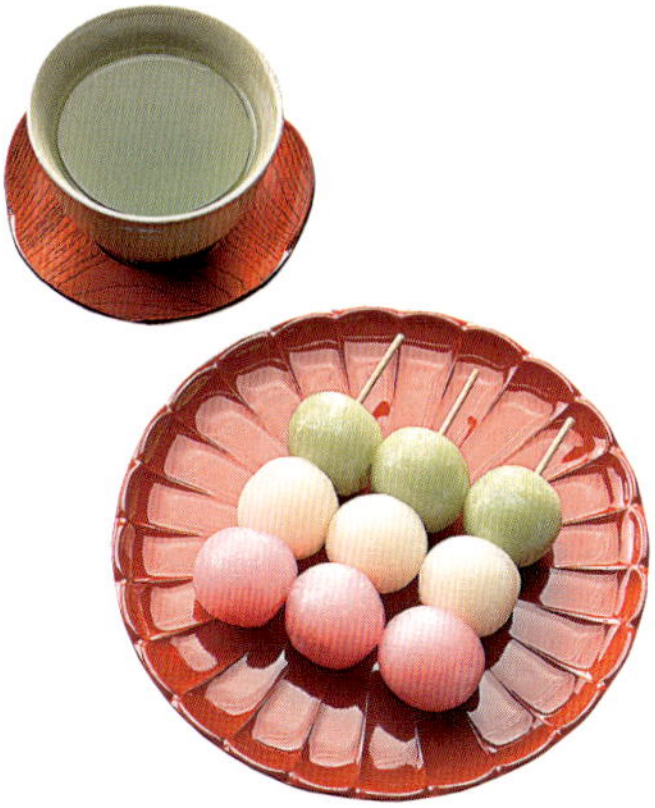

主人の経験に、勇気づけられました。

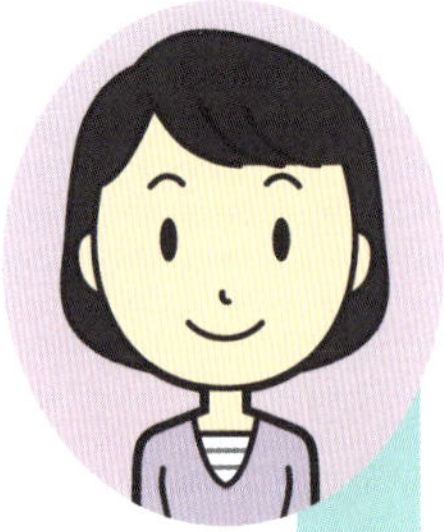

TOさん（1948年生まれ）

今日は4ヶ月に一度の定期検診に来ました。私が右下の前歯をインプラントにしたのは2004年の7月です。もともと虫歯でかぶせてあったのが傷みはじめ、咬み合わせに段差ができて食べている時の違和感が気になっていたのがキッカケでした。

でも、ホントはその歯を抜いてからブリッジにしようかインプラントにするかは迷ったんですよ。

このテルミナ歯科へは主人がお世話になっていて、ブリッジからインプラントに変えて見違えるようににこやかになっていたのが分かっていましたが、ちょっと不安で。

しかし、主人が強くすすめてくれましたし、先生の実績と親切な説明から安心して任せることに決心しました。オペのイメージは、主人から聞いていたので想像通りでした。麻酔の注射だけが痛かったのを覚えています。

今は、主人が強調していたとおり、自分の歯という感じでとっても自然で、ほんとに感謝しています。インプラントにしてからは何を食べても大丈夫だし、冷たいモノなんかがしみることもなくなりました。

入れ歯じゃなくて、根本からの一体感があるインプラントにしてからハミガキも一生懸命するようになりました。せっかく取り戻した大切な歯ですし、自分の歯で食べられる幸せを再確認できましたから。

主人はここが会社の近くなので便利だと言ってますが、私は家のある鈴鹿から通院しています。

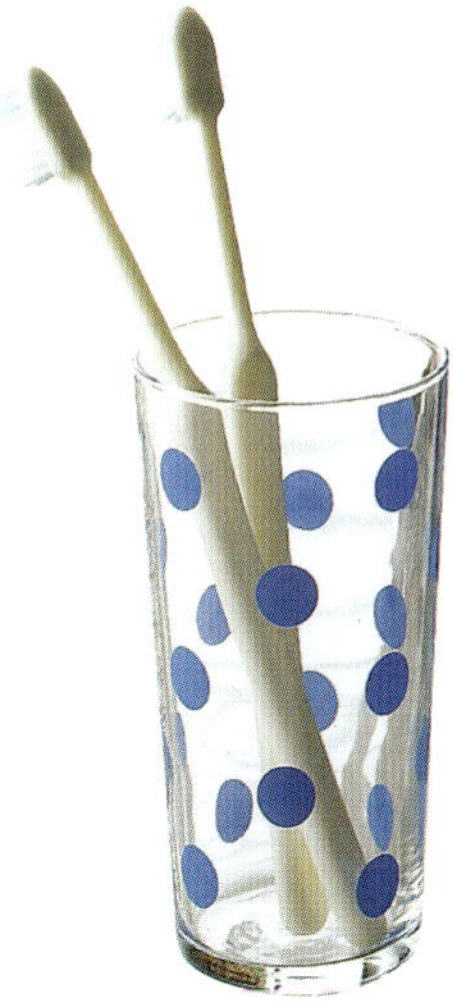

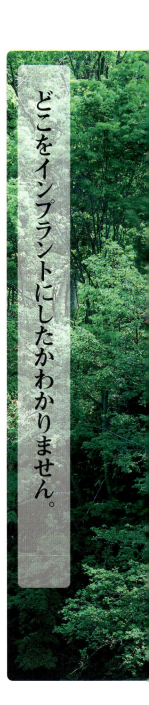

どこをインプラントにしたかわかりません。

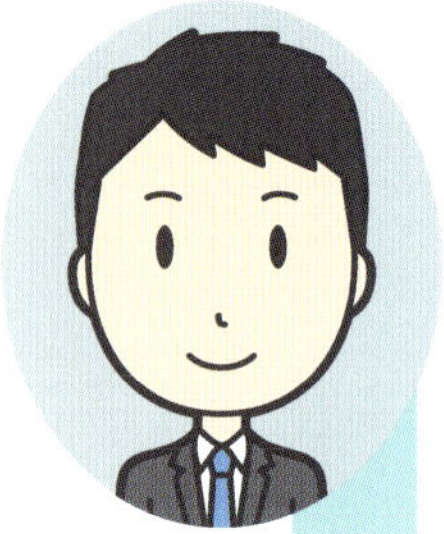

MYさん（1954年生まれ）

歯を抜いてから入れ歯やブリッジ、インプラントなど何らかの処置をしないといけないということで、どういう処置をしていこうかと思っていたところ、50代前後の時にあごの骨の病気をテルミナ歯科で見つけていただき、大学病院を紹介いただいて手術をしました。その後半年以上、歯ごたえを感じることができなくなり、食事をしてもおいしくないという状態でした。とにかくおいしく物が食べられるようにしたい、そのためにはインプラント治療しかないと思い、迷わずインプラント埋入をすることを決めました。また何十年もテルミナ歯科で見ていただいていましたし、先生方のインプラントに対する実績、歯科治療に対するお考え方、設備等トータルで実績が非常に多いということから、こちらで治療していただこうと思いました。

術前に詳しく説明をしていただいたおかげで、治療内容を聞いた時は不安もありましたが、実際痛みや出血も少なく、全く心配することなく手術を終えることができました。術後に痛み止めをいただいたのですが、多少疼く程度で痛み止めを飲まなくてもいいくらいほんとに楽に終えることができました。1本目のインプラント治療の時も痛みはほとんどなかったのですが、最近2本目のインプラントを入れていただいた時も痛みや出血が殆どなく治療の技術もどんどん上がっているなと実感しています。現在娘も治療をしていただいており、大変お世話になっています。今後またインプラント治療が必要になった場合でも迷わずこちらのクリニックでしていただこうと思っています。

オペ後も全く違和感がなく、自分の歯と変わらず使えていますし、どこの歯をインプラントにしたかが分からないくらい非常に快適でありがたいです。また、食事もおいしく食べられるようになったので、今ではインプラントにして本当に良かったと思っています。定期的にメンテナンスをしていただいているので現在に至るまで特に調子が悪いということもなく使用できています。

また、インプラント以外の治療をした知人に話を聞いてみると1番はやっぱり自分の歯と違うので噛み応えが違うという意見が多いです。

なので、はじめは勇気が必要なことだとは思いますが実際に自分が経験をしたことを伝え知人にもインプラントを勧めています。

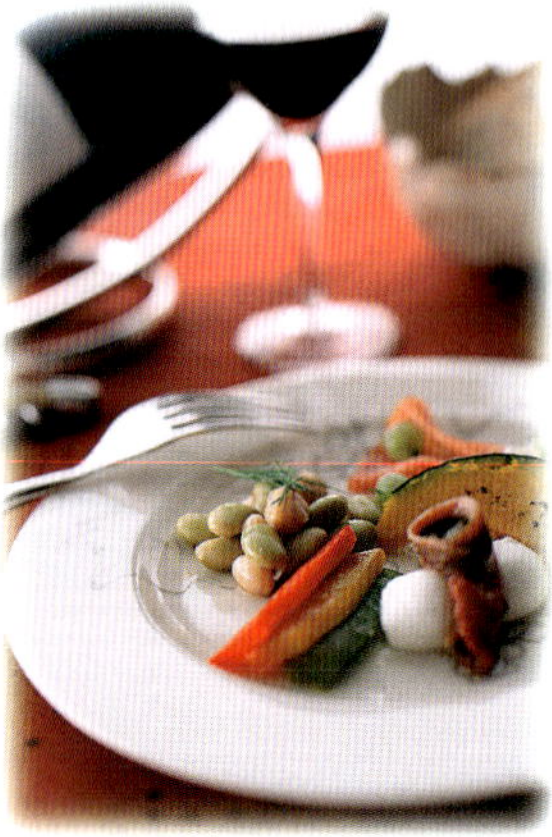

Chapter[4]

中部経済新聞
掲載コラム

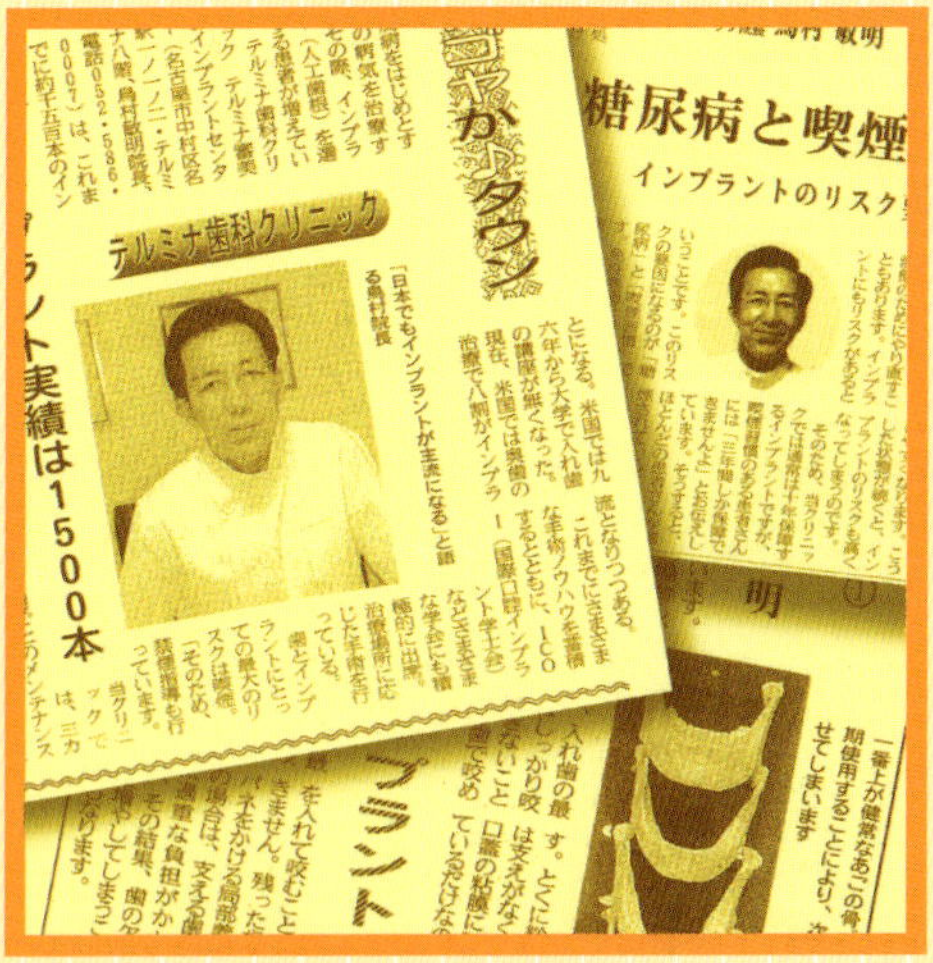
テルミナ歯科クリニック
「日本でもインプラントが主流になる」と語る鳥村院長
糖尿病と喫煙
インプラントのリスク

かめる喜び

テルミナ歯科クリニック院長 島村 敏明

＝ 96 ＝

間接法で高い適合精度

インプラントセラミック冠やブリッジの正確な製作

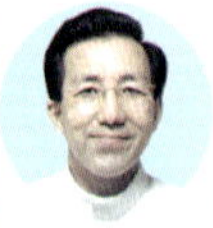

インプラントの10年間の成功率は、96%だと一般的に言われています。これは、歯を削って被せた冠の平均使用年数の統計が8年と発表されている値と比較すれば非常に高くなっていますが、この高い成功率には理由があるのです。

ひとつの原因として、一般的にインプラントセラミック冠の適合精度が天然歯の冠の適合精度より高いことが挙げられます。天然歯は、削った後非常に精度の良いシリコンゴム系型採り材を使って口の中の歯型を採ります。型を外す時に弾性シリコンゴムは少し伸び、その後すぐ元に戻りますが、100%戻ることはなく、歯に型を戻す時には約20㍈の隙間ができて大きくなると言われています。

また、そこに石膏を注入して石膏模型を作ると石膏は硬化時膨張（固まる時に膨張すること）を起こすので、さらに大きな歯型模型ができることになります。大きな模型上で製作すれば、必ず大きな冠やブリッジができるわけです。

非常に上手な歯科技工士が、冠やブリッジを作っても歯に合う最高精度は60㍈ぐらいだと言われています。バクテリアの大きさは4㍈から10㍈ぐらいなので、60㍈の隙間でも被せたその日からバクテリアの繁殖が始まって虫歯になってしまうこともあり、歯科技工士はいつも適合の良い物を作ることに苦労しているのです。

これに対してインプラントの型採りの多くは、間接法といってインプラントに印象用コーピングという部品を接続してシリコンゴムで型採りし、そこにインプラントと同じ寸法のインプラントアナログという部品を接続して模型を作ります。

この模型は、口の中のインプラントと全く同じ形をしているので、模型上のインプラントアナログにピッタリ合うアバットメント（土台）を接続し、そのアバットメント上で直接セラミック冠を作ることができます。当然、歯の型を採って作る冠より適合精度はよくなります。

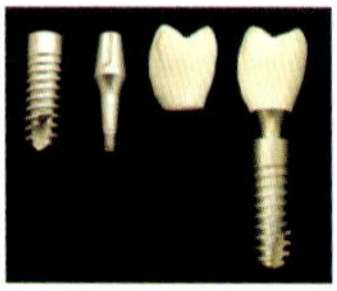

左からインプラント、アバットメント（土台）、高強度オールセラミック冠。右はインプラントにアバットメントとオールセラミック冠を装着した状態

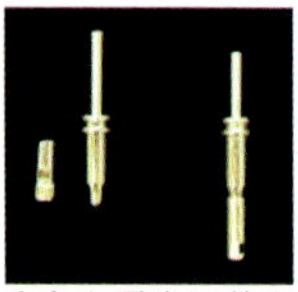

左はインプラントの内面とぴったり同じサイズに作られたインプラントアナログ。中は型採りに使う印象用コーピングという部品。右は両方を結合した状態で模型上にインプラントの位置関係を正確に再現する

理由の2つ目は、インプラントは金属でできているので虫歯にならないという事実を挙げることができます。しかし、インプラントにも天然歯の歯周病に当たるインプラント周囲炎というものがあり、骨が吸収する原因の一つにもなっています。

従って、歯科技工士はインプラントの上部構造セラミック冠の適合性をいかに高めるかに苦労し、歯科衛生士はインプラントや天然歯の周囲のプラーク（汚れ）や歯石を少なくし、インプラント周囲炎や天然歯の歯周病をいかに減らすかに、日々とても苦労しているのです。

（毎月、月末木曜日に掲載します）

かめる喜び

テルミナ歯科クリニック院長 島村 敏明

＝ 100 ＝

インプラント上部構造 安全で利点多い接着法

テーパー嵌合

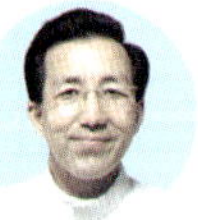

最近、インプラントの成功率を高める目的で、上部のブリッジなどを取り外し可能なテーパー嵌合（かんごう）構造にすることが増えてきました。

従来はブリッジなどをインプラント上のアバットメント（土台）に装着する時、仮着用セメントやマイクロスクリュウ（極小ネジ）で固定していましたが、現在はテーパー嵌合を利用することが多くなっているのです。

このテーパーとは、円すい状に直径が次第に減少していく状態のことで、嵌合とは「はめあい」（工業では軸と軸受けのように、機械部品の軸と穴の部分にはまり合う関係）の状態を言います。

つまりインプラント上部構造のテーパー嵌合とは、SC（シンコーン）アバットメントという4度のテーパー角度がついた円すい台の土台に、4度のテーパー角度のSCキャップを、しっかり圧力を加えてはめあわせ、手指で外そうとしても簡単には外れない強い維持力を発揮させることです。

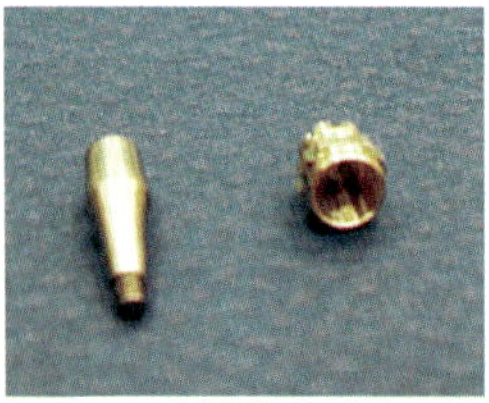

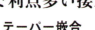

SCアバットメント（左）とSCキャップ

SCアバットメントは、純チタンより硬いチタン合金製（4バナジウム6アルミチタン合金）で、そこに硬くてねばりがある白金加金合金（金65%、白金8・9%、パラジウム1%、銀13%その他）製のSCキャップが被さり圧力が加わることで強く嵌合します。

オールセラミックブリッジなどの上部構造をテーパー嵌合させ、インプラントに接着させる利点として、①通常使用では外れない強固な結合力。②バクテリアを通さない接触状態の維持。③残留すれば炎症を起こす可能性があるセメントの不使用。④術者が取り外し可能でインプラントクリーニングなどのメンテナンスが容易。などがあげられます。

費用がかかることが難点とも言えますが、インプラントの成功率を高めるために多くのメリットがあるテーパー嵌合は、これからのインプラント治療に欠かせなくなることは間違いないと思います。

（毎月、月末木曜日に掲載します）

2013年（平成25年）3月28日木曜日

かめる喜び

テルミナ歯科クリニック院長 島村　敏明

＝ 103 ＝

独特の振動 手磨きより高効率

インプラント清掃に有効な音波ブラシ

インプラント治療は、歯の欠損部に「見た目に自然で審美的に」「違和感が少なく」「思い切り強く咬め」「発音に影響が少なく」「他の歯を守る」新しい歯を作ることができるので、多くの患者さんに選択されています。

現在ではインプラント治療を受けた患者さんは年々増加し、まさに確立された治療になっています。

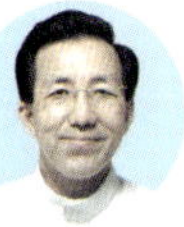

その成功率は高く、10年間で約94%と言われていますが、約6%の合併症があるのも事実です。

合併症には、インプラント周囲炎・セラミックの破折・スクリュウの緩み・アバットメントの緩みなどが挙げられますが、軽症重症を合わせたインプラント周囲炎が合併症の30%近くあります。インプラントの歯周病であるインプラント周囲炎の原因は、毎日の食後のプラークコントロールが不十分な時に、口腔内常在菌がインプラントセラミック冠の周囲、特に冠と冠、または冠と天然歯の間にバクテリアの巣であるプラークが多く沈着して感染することによります。

インプラント定期検診時にプラークの染め出しを行い、多く着色したところを歯科衛生士が説明しますが、患者さん自身で毎日のプラークコントロールを効率よく清掃性高く行えるブラシとして音波ブラシが最近注目されています。

歯科衛生士による手用歯ブラシのブラッシング法には色々な方法がありますが、患者さんの行い方や時間でブラッシング効果に大きな差が出ています。同じ時間使用した場合、音波ブラシは手用ブラシより清掃効率は高いので、上手にプラークコントロールができていない患書さんには大変有効なブラシです。

特に最近出た音波ブラシの毛は、先に向かって細くなり、さらに毛先が20㍈（0．02㍉）の極細のスーパーテーパー毛と言われるもので、歯と歯の間に深く入れたり、歯と歯肉の間に入れても従来のタイプより刺激や痛みなどのストレスが大きく軽減されています。

また、通常の音波ブラシは手磨きのように毛束に対してヨコ磨きで、円形ブラシタイプは反復回転運動を行うのに対し、スーパーテーパー毛を持つ音波ブラシは、毛先に対してタテとヨコ両方向に振動し交互にも振動するという手用磨きにない独特の運動をします。このような機能は、大きなインプラントブリッジでの患者さんが磨きにくいブリッジの歯肉との間にも楽に入り、非常に効果的にプラークを除去できることが報告されています。

これまでのブラシでは刺激や痛みが強く、継続して使えなかった患者さんにも毛先がソフトで安心して使うことができるので、これからおすすめしていきたいと思っています。私もスタッフもこの音波ブラシを使用しています。

（毎月、月末木曜日に掲載します）

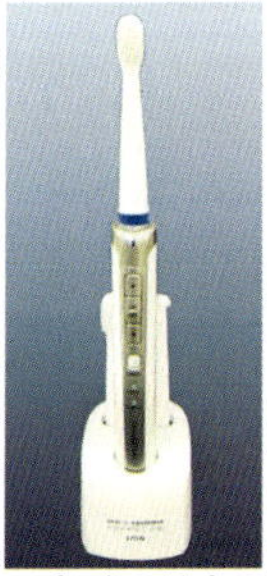

スーパーテーパード音波ブラシ

2013年（平成25年）8月29日木曜日

かめる喜び

テルミナ歯科クリニック院長 島村　敏明

＝ 108 ＝

短時間で簡単に採取 最新器具は〝必需品〟

骨造成における自家骨の扱い

インプラント治療時において、骨が充分にあることは患者さんがオペを短時間で楽に受けられることにつながります。さらに、必要充分に長く太いサイズのインプラントを埋入しておくことができれば、永くインプラントを使用できる可能性が高くなります。

実際には、前歯約80%、奥歯約50%に骨量の不足があるので、いろいろな骨造成法や骨補填材を用いたオペが必要になっているのが現状です。

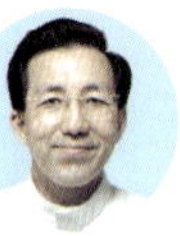

骨造成を行う際に用いる骨補填材として一番すぐれているのは、自分の骨、つまり自家骨です。以前は有効な骨補填材が少なく、親知らずの後ろの所や下顎の前歯の下部等から自家骨を採取して使っていました。

自家骨は骨を造るスピードが速く、確実にできるのでとても有効な材料ですが、オペする部位が一つ増えてオペに時間がかかるうえ、術後の腫れや痛みが自家骨採取部位に強く出て、患者さんにとっては負担が多い処置となっているのも事実です。

このため最近では、骨造成部位以外から自家骨を積極的に採取することは徐々に少なくなり、種々の骨補填材が多用されてきています。しかし、人工的に造られた骨補填材単独では充分に骨ができないことも多く見られます。

骨の主な成分は、リン酸カルシウムとそれを吸着するコラーゲンからなっています。人工的骨補填材に充分に備わっていないそれらの成分を含む自家骨を、適正な比率で骨補填材を混合することによって自家骨単独で骨造成した時とほぼ同じスピードで骨造成できることが分かっています。

自家骨採取に使われる器具にはいろいろな物がありますが、特に骨造成周辺部位から短時間に必要な量の自家骨を簡単に採取できる器具は、現在のオペの必需品となっています。

（毎月、月末木曜日に掲載します）

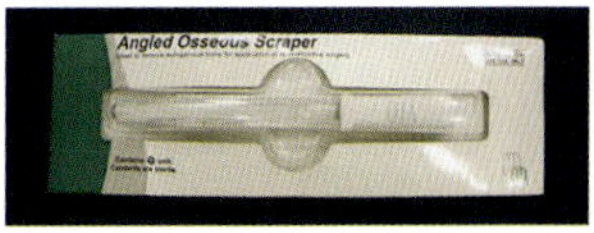

ボーンスクレイパー

2015年（平成27年）7月30日木曜日

かめる喜び

テルミナ歯科クリニック院長　島村　敏明

新たなテクニック数多く発表

イタリアのインプラント事情とインプラント学会参加

＝ 131 ＝

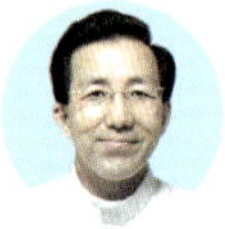

6月11日～13日まで、イタリア・パドバでスエーデン・マルティナ社主催の「第13回Ｐｒｅｍｉｕｍ Ｄａｙ」に参加してきました。これは2年に1回開催されるインプラント学会で、今回は世界各国から１４００人以上の参加者がありました。

今年のメインテーマは、「低侵襲テクニック」（患者様の身体的負担を軽減する外科テクニック・補綴テクニック）の発表でした。それに加えて、近代インプラントの開発から50年以上経過した現在において「歯科医の考え方の中に間違いやバイアス（偏見）が浸透しているのではないか。」や「日常診療をする上で克服すべき、また変更すべきコンセンサス（意見の一致）があるのではないか。」といった問いかけに対するある種の回答もありました。それだけでなく、従来とは違うインプラント外科・補綴（冠などを入れる処置）の処置方法や新しい考えによる新型インプラントの発表もありました。

イタリアの人口は日本の2分の1ですが、インプラントマーケットはイタリアの年間１２０万本に比べ、日本のインプラント出荷本数は年間40万本～50万本です。ＧＤＰについてもイタリアの２１５兆円に対し、日本が４９０兆円です。ここからも、イタリアの患者さんはインプラント治療を望んでいることがよく分かります。

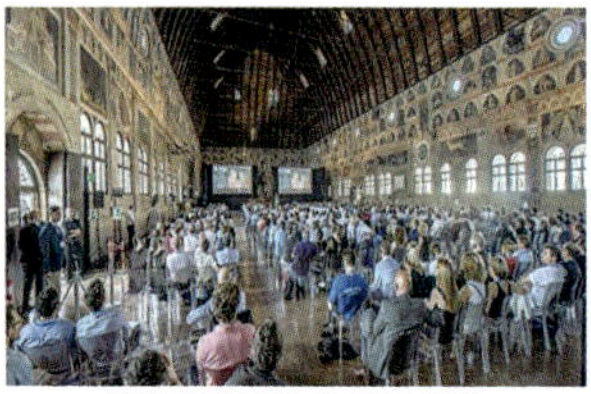

イタリアで行われたインプラント学会

イタリアで行われている即時荷重インプラント（イミディエートローディング＝インプラント埋入と同時にセラミック冠を型採りしてすぐに装着する方法）は、インプラント治療の50％を占め普通に行われています し、患者さんたちも早い治療を望んでいるのです。この即時荷重インプラントについての発表も多くありました。

また、下顎無歯顎（歯が無い）ケースにおいて2本のインプラントで下顎全顎ブリッジを支えるやり方など、今までなら不可能あるいは挑戦的で禁忌（やってはいけない）と思われていたケースも紹介され、インプラント2本で支える全顎ブリッジも成功していました。

今までの歯科医の考え方を大きく変革するような発表があったこの学会では、他にもＢＯＰＴ（Biologically Oriented Preparation Technique）という新しいテクニックも発表されていました。これは、歯肉組織の成長発育が期待できる天然歯とインプラントのテクニックで、当クリニックでもすでに導入しています。

（毎月、月末木曜日に掲載します）

2015年（平成27年）11月26日木曜日

かめる喜び

テルミナ歯科クリニック院長　島村　敏明

1歯の即時荷重インプラント

埋入当日のセラミック冠型どりテクニックで最短4日後に冠装着して完了

＝ 135 ＝

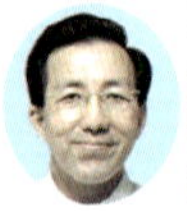

インプラントと聞くと、患者さんの多くが「治療費が高い」「痛い」「腫れる」「怖い」「期間がかかる」「通院回数が多い」などのネガティブなイメージを持っていることがあります。

世界各国の国民1万人当たりの年間インプラント販売本数の統計では、スペインとイタリアが年間約1６０本で世界1位2位を占めていますが、日本ではたった約36本の世界15位です。現在、ヨーロッパの中でも経済的に恵まれているとは言えない南部のスペインとイタリアともに日本の約4・5倍もインプラント治療が行われているのです。

私が何度もセミナーを受講した有名なドクター・マルコ・ソンカは、シシリア島の高級ホテルにあるインプラントクリニックで美容外科医とのコラボレーションしながらインプラント治療を行っていますが、患者さんはヨーロッパ全土のみならずロシアからも飛行機で集まって来ています。

インプラント埋入当日にセラミック冠の型をとり、次回の来院時に装着するという特殊テクニックですぐに普通に咬めるようになり、その咬む負荷を加えることによってインプラントと骨が2～3週間で結合します。

このような治療法は、生体が本来持っている治癒能力を高めることができます。さらに、小さな穴から骨を削ってインプラントを埋入することにより、短時間でオペが終了し、当日にセラミック冠の型どりを行っても1時間以内に終わってしまいます。これなら奥歯でも前歯でも「治療費が高い」「痛い」「腫れる」「怖い」「期間がかかる」「通院回数が多い」という前述の患者さんたちのストレスが解消されます。

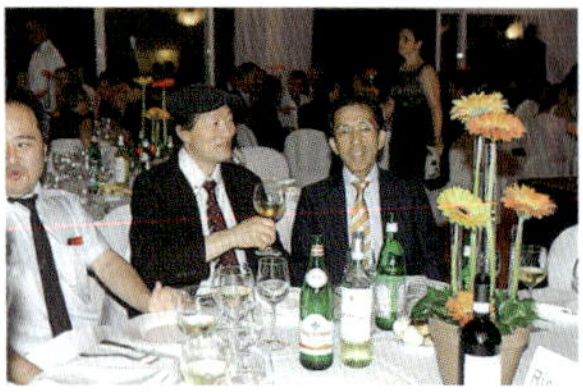

即時荷重に関する学会終了後の会食にて

現在、当クリニックにも中国をはじめ、シンガポールやオーストラリアなどから患者さんが来院されます。確かに即時荷重インプラントは、従来の埋入法より成功率の高いテクニックですが、安全を最重点に考えなければならないので、誰にでもできるものではありません。

私はこのコラムが掲載される頃には、スイスの世界ナンバーワン金属メーカーが特許を取った高性能ポリマー（合成樹脂の頂点、ペクトン）についてのレクチャーを受けるためにスイス本社を訪問し、スイスで一番多くペクトンの技工を行っている技工センターも訪れています。その後、イタリアに移動してインプラント専門クリニックを見学し、最終日には有名なドクター・カニッツアーロ等のＦＯ２（2本で支える総義歯状態のブリッジテクニック）セミナーをはじめ、イタリアのインプラント事情とヨーロッパ全土わたるグローバル展開のセミナーを受講して帰国する予定でいます。

（次回は12月24日に掲載します）

2016年（平成28年）3月31日木曜日

かめる喜び

テルミナ歯科クリニック院長 鳥村 敏明

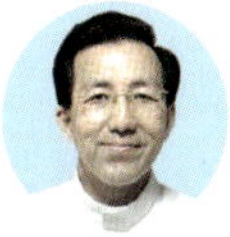

化学合成製剤の不使用を再認識

香港インプラント材料シンポジウム

＝ 139 ＝

インプラント治療を行う時、私は「腫れたり、痛んだり、日にちがかかったり、費用が多くかかったりしない」を大切にしています。

しかし、骨量が少なくそのままではインプラントができず、骨や歯肉の造成がどうしても必要な場合には「100%安全で、最も効果的に骨や歯肉ができるドイツの材料」を使用します。

2015年11月に香港でドイツのインプラント材料メーカーの学会が行われました。このドイツのメーカーは、ヨーロッパの世界一厳しい安全基準を完全にクリアしている材料を世界中に供給しています。今回は、ドイツインプラント材料メーカーと香港インプラント学会の共催で、アジア各国から約160名の歯科医師の参加がありました。

インプラント治療時に併用される材料には、ヒト由来材料、牛由来材料、化学的に合成された材料、自然界由来材料などがあります。この中で最近使わなくなっているのが、化学的に合成されたカルシウム製剤です。あくまでも個人的な主観ですが、この材料には色々な種類があり、そのほとんどが体内で吸収されにくく、ほぼ1年たって[illegible]粒が多く残っているのが見え、触れるとぽろぽろ崩れ落ちてきます。

このシンポジウムに参加し、世界的に有名な講師であるアメリカのホム・レイ・ワン教授とドイツのモウリス・スタイグマン先生の共同講演の中でも、化学的合成カルシウム製剤をメインの骨補填材として使ってはいけないと話されていました。

現在、私はヨーロッパの「インプラント治療で患者さんのストレスになることを排除する新しい考え方」を取り入れています。たとえば「腫れたり、痛んだり、期間や費用がかかったりする骨造成を行わない」「骨が少なくてもそこに合うインプラントを選択して入れる」「1歯や数歯のインプラント埋入後、1週間以内にセラミックを入れて完了させる」「歯がない無歯顎インプラントを埋入後、1～2週間以内に完成ブリッジを入れる」「麻酔が打ってあれば、奥歯でも前歯でも1歯30秒～1分で骨形成とインプラント埋入を完了させ、出血・腫れ・痛みを感じさせない」という方法で行っています。しかし、時には骨や歯肉の造成が必要な場合もあるので、定期的に海外研修での訓練を受けています。

また、インプラント治療の成功のために患者さんには「オペ当日から手術部の歯磨きをしっかり行う」「止めたはずの喫煙の再開は絶対にしない」などを特に順守してもらいたいと思っています。

（毎月、月末木曜日に掲載します）

2016年（平成28年）9月29日木曜日

かめる喜び

テルミナ歯科クリニック院長 鳥村 敏明

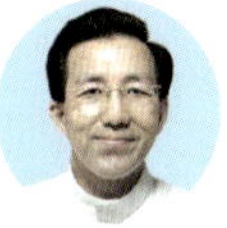

サンドウィッチテクニックを実習

ベルリン・インプラント学会で ホム・レイ・ワン教授のワークショップ

＝ 145 ＝

2016年度ボティス・インプラント学会が、ドイツのベルリンで9月8日から10日までの3日間開催され、参加してきました。

ボティス社は、設立されて約20年の比較的新しい会社で、骨や歯肉などを増加させたり、再生させたりする材料を世界中に供給しています。

比較的新しい会社であるがゆえ「世界で一番厳しいEU（ヨーロッパ）安全基準をクリアしている100%安全な材料を供給」「効果的に骨や歯肉を再生させるための今までにない独特の構造を持った材料を供給」「世界をリードしている多くの有名講師陣による教育・セミナー・トレーニングに力を入れている」など、これまでにはない先進的な特徴があります。

今学会に特別申し込みをした講演は、世界的有名なドイツ人講師マリウス・スタイグマンとミシガン大学教授ホム・レイ・ワンの骨造成・歯肉造成のコラボレーション（共同）講演でした。この二人は、15年11月の香港インプラント学会でも協力して講演を行っていました。

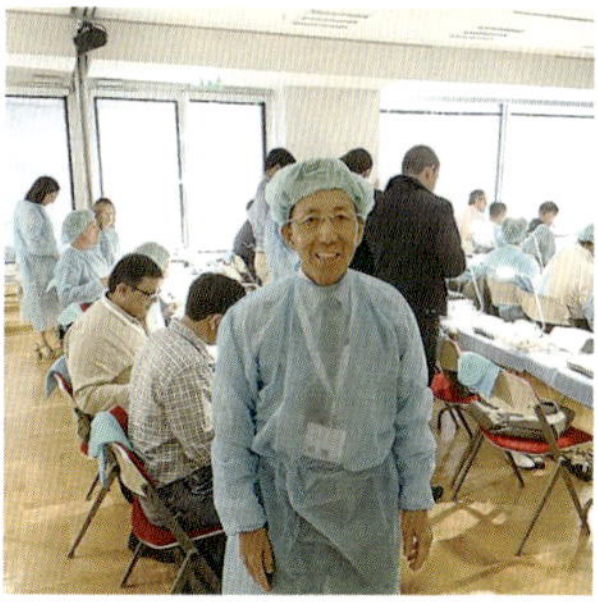

ホム・レイ・ワン教授のワークショップ

今回の二人の講演メインテーマは「効果的に骨造成を行う材料の種類と組み合わせ」「重要な骨造成サンドウィッチテクニック」「サンドウィッチテクニックを成功させるための注意点」についてで、長時間の講義がありました。

また、事前に申し込みしておいたホム・レイ・ワン教授のワークショップ（実習トレーニング付き講演）にも参加しました。ここでは、サンドウィッチテクニックを豚の下顎を使って行う実習があり、その手順についての細かい説明がありました。

実習での実際の各テクニックは、当院でも普段から行っていて、さらに豚顎上での器具・材料の取り扱いにも慣れていたので、ホム・レイ・ワン教授が「できましたか？」と回ってきた時に見せたら「ビューティフル！」と笑顔でほめられました。

当院では、ちょうどこのベルリン学会参加の5日間で院内のリニューアルを行い、すべての診療機器も新しく交換しました。

（毎月、月末木曜日に掲載します）

2017年（平成29年）2月23日木曜日

かめる喜び

テルミナ歯科クリニック院長 島村 敏明

隙間や段差無くし細菌の繁殖抑制

天然歯を長持ちさせるコンタクトレンズラミネートベニアと天然歯とインプランを長持ちさせるＢＯＰＴテクニック

＝ 150 ＝

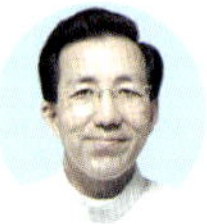

歯科医は冠を長持ちさせるために、歯をきれいに削って精密に型をとり、冠を境界線にピッタリ合わせようとします。

20年以上前に、当時の岡山大学歯学部補綴科（冠・ブリッジの研究科）は「冠の平均使用年数は約8年」と発表しています。

歯科医は、歯の表面に冠の辺縁のための段差をくっきりと付けて、冠の境界線の段差を型どりし、技工士は、石膏模型上の段差に冠をピッタリ合わせようと製作します。

しかし「型どりの寸法変化」「石膏が固まるときの膨張」「鋳造後の溶けた金属の収縮」などの問題によって、いかに上手な技工士が作ったとしても、歯やインプラントの段差境界線と冠のふちがピッタリ合う度合いは、60ミクロンが限界とされています。

バクテリアの大きさは4〜10ミクロンが多いので、隙間が60ミクロンの場合は被せたその日からその隙間で繁殖し始めます。その結果、境界に虫歯ができて歯周病の原因となりますが、それが「冠は平均8年しか持たない」と言われる理由なのです。

天然歯の場合で長く持たせる方法は、元テキサス大学歯学部審美学科臨床教授の田中朝見先生が提唱した

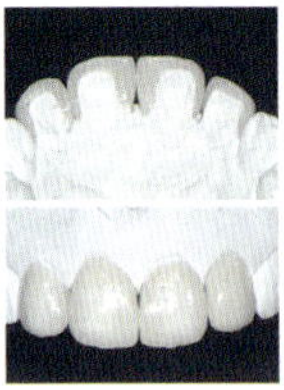

コンタクトレンズラミネートベニア
上は内側のセラミック境界。歯の尖端近くで削るのを止めほとんど虫歯にならない長持ちする方法

歯肉の下に60ミクロンの隙間を作らないコンタクトレンズラミネートベニアです。

この方法は、０・５〜０・８ミリの薄いセラミックを歯肉の中には入れずに歯のおもて表面に張り付け、裏側は歯の先端近くで止めるかぶせ方です。歯肉の下に入れないので境界を歯ブラシで磨くことができ、虫歯になりにくく10年20年以上と楽に持たせることが充分期待できる方法になります。

インプラントと天然歯両方に応用できる冠の被せ方については、イタリアのイグナティオ・ロイ先生が20年前から提唱しているＢＯＰＴという方法があります。

土台の境界を歯肉の下に設定し、段差が何もない土台の表面に技工士が歯肉のふちから内部1ミリの位置に冠の境界ラインを書き、そこに冠を合わせる方法ですが、境界の段差がないので冠がより合わせやすくなり、バクテリアが繁殖しにくく、周囲歯肉の炎症が起こりにくいためインプラントが長持ちする方法なのです。このロイ先生は、プラマというＢＯＰＴインプラントをイタリアで作っています。

（毎月、月末木曜日に掲載します）

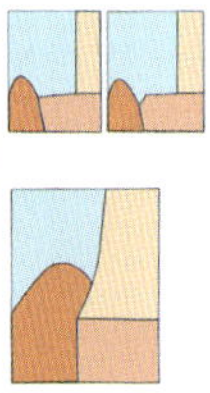

上の2つが段差がある削り方で、歯肉との接点で合わせるのが難しいので、虫歯になりやすい。下がＢＯＰＴの形で冠が歯肉との接点で接触し、歯肉に炎症を起こしにくくインプランとが長持ちする

2017年（平成29年）8月31日木曜日

かめる喜び

テルミナ歯科クリニック院長 島村 敏明

インプラントと支台 どのレベルに設置するか

インプラント治療の最前線

＝ 156 ＝

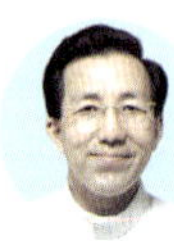

インプラント治療は、今や完成度の高い治療法として歯科治療に定着しています。

しかし、インプラント治療の考え方や術式、インプラントシステムの選択などについては、急速に発展しているので、いまだに確立されたものはありません。

以前、イタリアのインプラント学会に参加した時にピサ大学のＵｇｏ Ｃｏｖａｎｉ教授が講演で、ハーバード医学校の学部長シドニー・バウエル先生の言葉を引用されていました。それは〝医学生が学ぶ内容の半分は10年以内に間違っていることが証明される。問題は教える先生が、どちらが間違っているかを知らないことである〟という内容ですが、とても印象的で今でもよく思い出します。

２０１７年の4月11日のＣｏｃｈｒａｎｅ Ｄａｔａｂａｓｅ（コクラン・データベース）にインプラントと支台（アバットメント）の接合部をどの位置にもってくるのが良いかについての記事が掲載されていました。（※興味のある方は最後にあるリンク先を参照）

［1］インプラントと支台（アバットメント）を骨のレベルより上で連結する。

［2］インプラントと支台（アバットメント）を骨のレベルで連結する。

［3］インプラントと支台（アバットメント）を骨のレベルより下で連結する。現在、この連結位置がインプラント学会や多くの論文で議論されています。そして、この連結位置によってインプラント周囲の骨や歯肉が、吸収、退縮すると言われています。

どの方法が良いかは、多くの議論があり、多くの研究論文が発表されていますが、未知の部分もあるのが事実です。

私の治療では、患者さんの欠損（歯の無い部分）が局部的な場合は、［1］の方法（連結部が骨レベルより上）を選択し、できるだけ連結部を組織の中に設置しないようにしています。

しかし、患者さんの骨の幅が不足して、インプラントが植立できない場合は、骨の幅を増やす手術（ＧＢＲ）を行います。この時は、［2］の方法（連結部が骨と同じレベル）を選択することがあります。

また、無歯顎（歯が無いあご）の場合は、一般的に［2］の方法が行われますが、私は［1］の方法を用いて、できるだけ早く食事ができるよう、上部構造（フルブリッジ）を製作する方法も行っています。

http://onlinelibrary.wiley.com/doi/10.1002/14651858.CD012632/ful

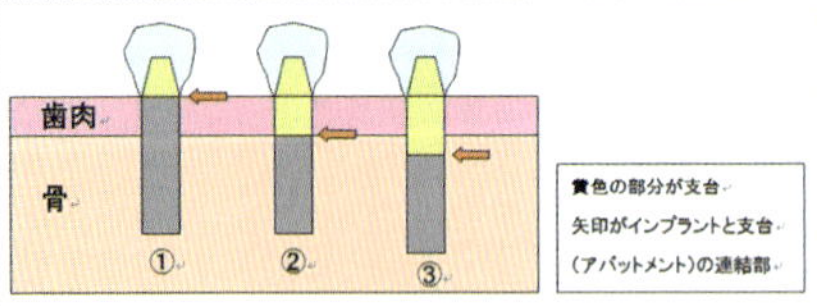

2018年（平成30年）3月29日木曜日

かめる喜び

テルミナ歯科クリニック院長　島村　敏明

痛みや侵襲少ないBOPTテクニック

スペイン・バレンシア Premium Dayプログラム

＝ 163 ＝

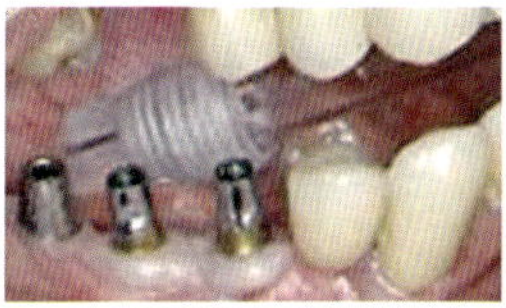

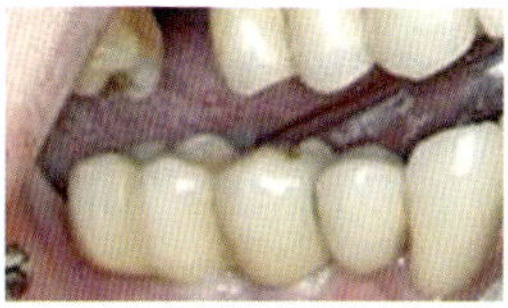

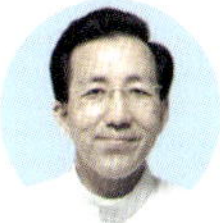

ＢＯＰＴ形成したインプラントの土台

歯肉が下がりにくいＢＯＰＴの形のセラミック冠

前回のコラムでも紹介しましたが、本年6月28日から3日間の予定でスペインのバレンシアにおいてインプラントの国際学会「Ｐｒｅｍｉｕｍ Ｄａｙ」が開催されます。

もちろん私も参加する予定ですが、プログラムを見ると、ＢＯＰＴテクニックに関する講演を行うスピーカーが多いことが分かります。

このＢＯＰＴテクニックは、イタリアの歯科医師であるイグナシオ・ロイ先生が開発したテクニックで、イタリアを中心に世界中に広がりを見せています。今ではスペインをはじめ、ブラジル、中国等でも歯科医に対してＢＯＰＴに関する教育が行われるようになってきたと聞いています。

このテクニックは、もともと天然歯に応用され、従来の歯牙の支台歯形成ではシャンファーと言われる段をつけて削合することが行われますが、このＢＯＰＴテクニックでは歯牙を垂直にバーチカルプレパレーション（垂直的な歯の形成）と言われるテクニックを用いて行います。

このテクニックを用いれば、左右が対称でない形状のクラウンや歯肉のラインを揃えることができるのです。それだけでなく、歯肉が退縮している場合は、その歯肉を厚くして退縮を治し、黒ずみを取ることもできます。

通常、このような症状のある場合は外科手術を行って治療しますが、この方法なら歯の形成のみを行って治療できるわけです。さらに、痛みが少なく侵襲の少ない方法として、患者さんにも喜ばれております。

また、このＢＯＰＴの理論はインプラントにも応用され、天然歯と同じような感覚でシンプルな治療を行うことができます。

以前のコラムでも紹介しましたが、インプラントには天然歯と違って歯根膜（天然歯の周囲に存在し、軟組織に血液を供給する）がないため、歯肉が薄いと問題発生する場合があります。

しかし、私が現在使用しているインプラントは、ネック部（粘膜）の部分が細くなっているので歯肉が厚くなり、歯肉を健康に保ちます。それに加え、ＢＯＰＴ理論に基づいた補綴設計を行うことで、審美的観点からも良好な結果が得られることが大きな魅力だと考えています。

（毎月、月末木曜日に掲載します）

2018年（平成30年）9月27日木曜日

かめる喜び

テルミナ歯科クリニック院長　島村　敏明

インプラント周囲炎から守る

ＵＴＭの効果とは

＝ 169 ＝

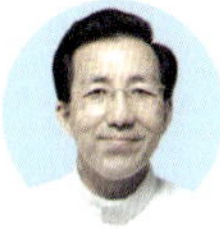

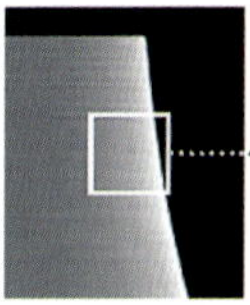

インプラントネック部のＵＴＭ

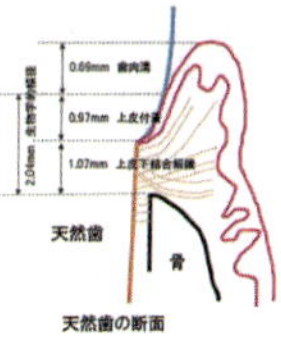

天然歯の断面

現在、世界中で使用されているインプラントはチタン製がほとんどです。

チタンは生体適合性が高く、歯科の分野のみならず外科の分野でもリハビリテーション用の素材として骨接治療などに応用されています。

先月のコラムでも報告しましたが、人間の体において何かが欠損し、それを補う治療が行われる場合は、可能な限りもともと自然に存在するものを模倣することが生物学的にも適したものと言えます。

天然歯は、神が我々人間に与えてくれた貴重な物を咬むための器官ですが、素晴らしく良くできていて、完全に模倣するには非常に難しい面があります。一方、歯が欠損したところの治療に用いるインプラントは、人工のものです。天然の歯には、外界からのバクテリアや異物を生体内に侵入させないようなバリアが備わっていて、上皮（歯肉）と上皮下の結合組織がこのバリアとしての機能を果たしています。

インプラント学において、今最も注目されている研究課題の一つに、このインプラントネック部の歯周組織の封鎖の問題があります。

私が現在使用しているインプラントのネック部周囲には、天然歯のように上皮下結合組織の付着を獲得して、インプラントを外界から守るためのＵＴＭという構造があります。

ＵＴＭとはＵｌｔｒａｔｈｉｎ Ｔｈｒｅａｄｅｄ Ｍｉｃｒｏｓｕｒｆａｃｅ（超細い糸のように細かい横じま表面構造）の頭文字を表しています。これがインプラントを植立した後の周囲軟組織の結合組織の封鎖を促進するのです。

また、このＵＴＭの表面は、骨と結合できる特徴があると同時に、従来のインプラントに存在する粗面ではなく、インプラントを守るというメリットも備えています。

粗面は、歯肉の中にあると、バクテリアが付着しやすくなってインプラント周囲炎を発生させる原因となります。

まさに現在のインプラント学は、このようなインプラント周囲軟組織の生物学的研究を行っていると言っても過言ではないと思っています。

（毎月、月末木曜日に掲載します）

2019年（平成31年）3月28日木曜日

かめる喜び

エルザ会テルミナ歯科クリニック院長　島村　敏明

＝175＝

初期の炎症コントロールが重要

インプラント周囲炎の治療

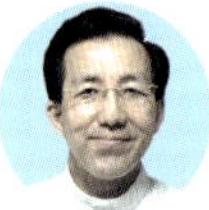

先日、長年にわたってインプラント周囲炎を研究しているスイス・ベルン大学の名誉教授Ｎｉｋｌａｕｓ　Ｐ Ｌａｎｇ先生が来日され、「インプラント周囲病変の予防および治療法」という内容の講演がありました。

今やインプラント治療は、世界的に認められた歯科治療として確立されていますが、インプラントも天然歯と同じように、口腔衛生が悪いとインプラント周囲炎という病気になります。

ラング教授は、インプラント周囲炎になる前の粘膜炎の段階で、炎症をコントロールすることが重要だと強調しています。

インプラント周囲炎が発症すると、インプラント周囲の骨が溶けて、出血したり、膿が発生し、最終的にはインプラントが脱落します。だからこそ、周囲炎になる前の粘膜炎の初期段階で炎症の進行をくいとめることが重要になるわけです。

また、インプラント周囲の軟組織の病変が発生しやすい人は、喫煙者や歯周病経験者だけでなく、口腔内をきれいにしない傾向があるので、生活習慣を改善しなければなりません。

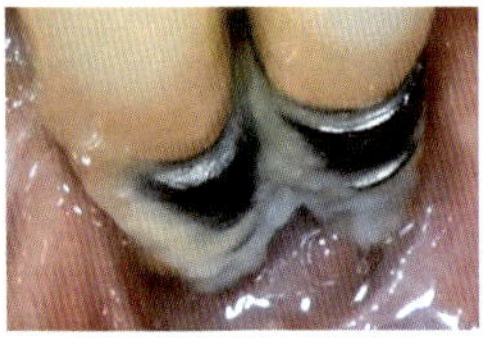

スペインのＰｒｅｍｉｕｍＤａｙ
インプラント学会で撮影した症例

インプラント周囲炎・粘膜炎にならないためには、歯科医院から勧められる定期検診を受診することが良いと思いますが、それは、天然歯の場合と同じくインプラントの周囲炎も自然に治ることはないので、定期的な点検を行うことがとても大切だからです。

歯科医院では、プロービングをして出血の有無、歯肉ポケットの深さの測定、レントゲン写真を撮影して診断を行います。

インプラント周囲炎の発生率は、世界的な専門家のレポートによると約10～20%と報告されています。インプラント周囲炎は細菌感染による炎症疾患で、病気の進行状態によって治療法を変えなければなりません。

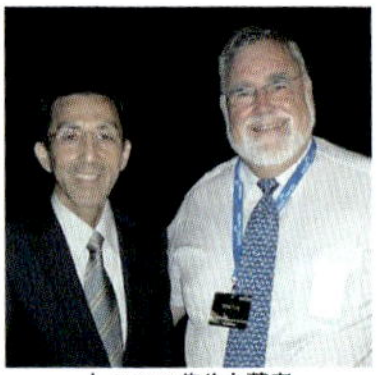

Ｌａｎｇ先生と著者

いったん細菌に感染すると、歯磨きや洗口剤だけで治癒する可能性は少ないと考えられます。ぜひインプラント治療を受けた病院の定期検診を受診するよう、強くお勧めします。

（来月から、月末金曜日に掲載します）

2019年（令和1年）9月27日金曜日

かめる喜び

エルザ会テルミナ歯科クリニック院長　島村　敏明

＝181＝

新薬使った治療技術習得へ

８月の海外研修セミナー報告

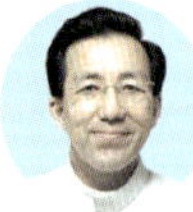

私は毎年、歯科に関する新しい情報獲得や治療技術向上のために海外セミナーに参加しています。今回は、シンガポールで行われたセミナーに参加してきました。

インプラント治療においては、さまざまな医療分野の技術を歯科に応用することが行われ、治療を行う場合に患者さんへの外科的な負担をできるだけ少なくするような新薬、器械、それを応用した技術が発達しています。

インプラント治療は、歯科医学における画期的な治療として確立され、高い成功率が得られる治療として多くの歯科医が実践しています。

しかし、天然歯と比較すればインプラントがより優れているとは言えない点もあります。たとえば、天然歯の周囲には歯根膜がありますが、インプラントには歯根膜はありません。

そして問題は、口腔内の衛生環境が良くない結果、天然歯では歯周炎、インプラントではインプラント周囲炎という病気になり、歯やインプラントの喪失が発生するという事実があることです。

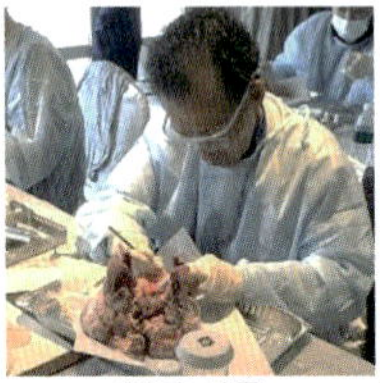

セミナー実習

この歯周病を治すためには、患者さん自身が歯ブラシを正しく行うことによって、天然歯やインプラント周囲をいかに清潔に保つかにかかっています。

いったんこの病気にかかってしまえば、歯科診療所を訪問して専門的な歯周病治療を受けなければなりません。歯周病を治すには、どうしても歯やインプラントの周りに付着したプラーク、バイオイルム、歯石といった細菌の塊を除去する必要があるからです。

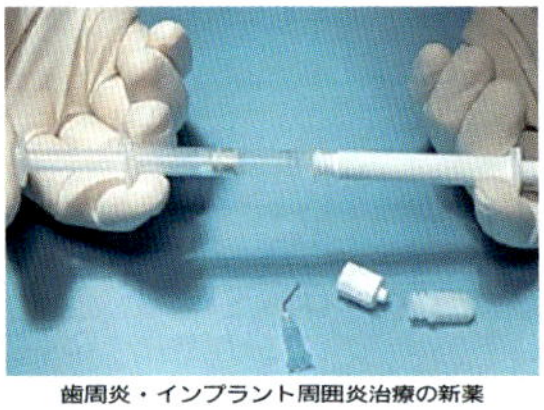

歯周炎・インプラント周囲炎治療の新薬

この不良物を取り除くための有効な方法が必要になっているわけですが、今回シンガポールで行われたセミナーへの参加の目的は、新しい新薬を使用し、インプラント周囲炎や歯周炎を治療するためのテクニックを習得するためでした。

その成果として、今後この新しいテクニックを活用し、患者さんの治療に役立てることができると期待しています。

（毎月、月末金曜日に掲載します）

2020年（令和2年）4月24日金曜日

かめる喜び

エルザ会テルミナ歯科クリニック院長 鳥村 敏明

来院者、スタッフの安全環境維持

新型コロナウイルス感染防止対策

＝ 188 ＝

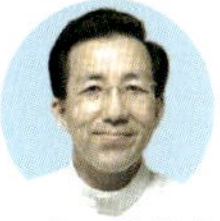

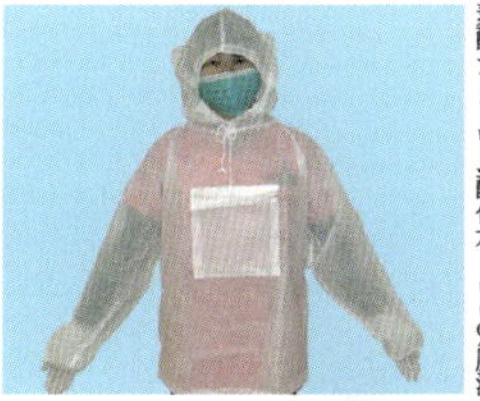

手術衣の1つ

最近の新型コロナウイルス蔓延による世界中と日本中の人々の社会生活に大きな影響が出ていることに大変心配しています。その中でも医師・看護師など医療関係者が、危険な状況に置かれていて、時に重症患者さんに対して医師たちが背中の開いているエプロン姿で必死に対応している姿の報道を目にするたびに胸が痛みます。

私たち歯科医師をはじめとするデンタルスタッフも、処置の経過観察や痛みとか腫れとか前歯が取れたなどの緊急患者さんへの対応を日常的に行っていますので、この時期にしばらくの期間休診を実施するわけにもいきません。もちろんこのような状態でも、来院患者さんやスタッフ全員の安全な環境を維持する必要があり、当クリニックにおいては現在できうる新型コロナウイルス感染防止対策を行っています。

いくつかを紹介しますと、診療環境に対する殺菌消毒として、次亜塩素酸ナトリウム酸化水100%原液（塩素濃度200ppm）を朝、昼、夕の3回、室内に空中散布する。患者さんが使用した治療椅子などを次亜塩素酸ナトリウム酸化水原液で毎回清拭消毒する。

院内の空気滞留防止のため、すべての外気吹き出し孔の吹き出し力を最大にする。個室診療室、その他全室にサーキュレーターを設置し空気の入れ替えをする。ドアは全室開放し、常時新鮮な空気へ入れ替えを行う。スタッフ全員は、マスクとともにフェイスガードを着用して作業や対話を行う。完全防備の手術衣を使用する。

ドアノブや廊下の手擦りなど、人の手に触れるところは頻繁に清拭消毒をする。血液検査の検体の扱いだけでなく、採血用注射針注射筒の処理にも厳重注意を払う。クリニックの入り口ドアは常時開放にする。使用した治療基本セット、タービンなどの回転切削機器は、真空・加圧高温蒸気を数回繰り返し、完全滅菌できるBタイプオートクレーブを使用する。口腔内でタービンなどを使用する時には、口腔外バキュームで切削粉などを吸引する。などを徹底して実施しています。

また、手洗い場所ではエアータオルは使用せず、ペーパータオルを使ってもらうようにしています。院内各所にはアルコール手指消毒液を設置し、患者さんやスタッフが自由に使用できるようにもしてあります。

以上、当院ではこれらのウイルス感染防止対策を行っています。

（毎月、月末金曜日に掲載します）

2020年（令和2年）10月30日金曜日

かめる喜び

エルザ会テルミナ歯科クリニック院長 鳥村 敏明

緩衝材となる歯根膜があるかないか

天然歯とインプラントの違い

＝ 194 ＝

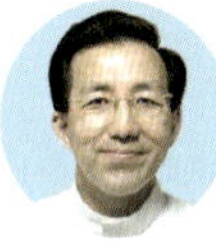

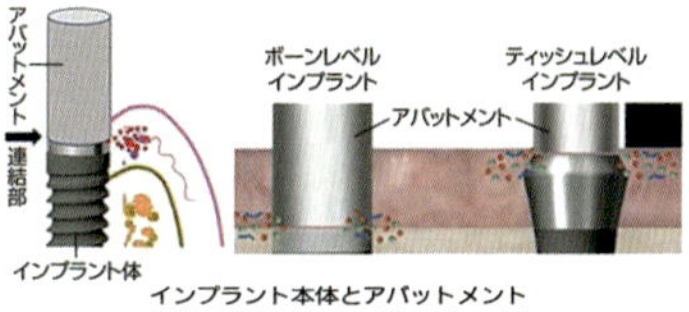

インプラント本体とアバットメントの結合部分には、マイクロギャップがあり細菌叢が形成される

インプラント治療の成功率は非常に高く、85～95%（数値は成功率の算定基準によって大きく変わる）と言われていますが、今や歯科治療にはなくてはならない治療法となっています。このコラムでも天然歯との違いをたびたび報告してきましたが、天然歯には歯根膜という結合組織が歯槽骨と歯根の間にあって、クッションの役目をはたしています。

一方インプラントは、骨とインプラントが結合（直接結合していないという意見もある）しているので、天然歯のような緩衝装置はありません。

これは非常に重要な点で、インプラントは骨を覆っている軟組織（粘膜）を貫通して口腔内に出るので、ネック部周囲の組織は天然歯との違いがあるのです。このインプラントネック部周囲組織については多くの議論があり、その一つにインプラント周囲骨に極わずかの吸収（約2㍉）が発生するという議論があります。

ヘルマンという学者が有名な論文を書いていますが、この中でインプラント本体（天然歯の歯根にあたる）と、アバットメント（補綴物を取り付ける支台）の連結部についての研究があり、動物実験によってインプラント周囲で何が起こるのかを調査しています。このギャップを粘膜の外に出せば、骨吸収を防ぐことができると分かっています。

私は、ティッシュレベルインプラントでも清掃の悪い場合は、粘膜に炎症が発生すると考えています。この問題をできるだけ解決するために、前月のコラムでも紹介したように「コノメトリック補綴法」を行っています。この方法による補綴物は、セメント固定でもなく、ネジ固定でもないので、術者によって簡単に補綴物を外すことができるのです。これは、インプラント周囲炎にも対処しやすい補綴法で、患者さんの症例によって私の治療法にする場合があります。

（毎月、月末金曜日に掲載します）

著　者

鳥村《とりむら》 敏明《としあき》　テルミナインプラントセンター所長

■経歴

昭和23年生まれ

昭和47年:愛知学院大学歯学部卒業

愛知学院大学歯学部口腔治療学研究室入局

鳥村歯科医院開設

平成12年:テルミナ歯科クリニック移転開設

平成14年:テルミナインプラントセンター設立

平成15年:鶴見大学口腔顎顔面インプラント科専科生

■所属学会

ICOI [International Congress of Oral Implantologist]

DIPLOMATE(指導医)・FELLOW(認定医)

AO [Academy of Osseointegration]

アクティブメンバー

EAO [European Association for Osseointegration]

アクティブメンバー

日本口腔インプラント学会

会員

ITI member

日本の研究機関・専門医の60名の中に推選されました。

ALD [Academy of Laser Dentistry] レーザー歯学会

ヤグレーザーCategory㊏(認定医)・ダイオードレーザーCategory㊏(認定医)

ALL Japan ICOI

日本歯科保存学会

日本臨床歯周病学会

鶴見大学口腔顎顔面インプラント科研修会

■スタディグループ

東京形成歯科研究会

■ボランティアグループ

日本口唇口蓋裂協会

協　力

鳥村《とりむら》 亜矢《あや》　エルザ会歯科医療法人理事長

■所属学会

ICOI [International Congress of Oral Implantologist]

DIPLOMATE(指導医)・FELLOW(認定医)

日本口腔インプラント学会

専修医

■スタディグループ

東京形成歯科研究会

＊ICOI …… 世界最大のインプラント学会

＊AO …… アメリカで最も有名なインプラント学会

＊EAO …… ヨーロッパで最も有名なインプラント学会

＊ALD …… 国際的レーザー学会

入れ歯からインプラントへ
かめる喜び、革新的治療のすべて 改訂版
安心・安全なインプラント治療

2024年11月25日　第1版第1刷発行
定価はカバーに表示してあります。

著　者＝鳥村 敏明（とりむら としあき）
発行所＝中部経済新聞社
〒450-8561　名古屋市中村区名駅4丁目4番10号
TEL052-561-5675　FAX052-561-9133
印刷・製本＝サンメッセ株式会社

ISBN978-4-88520-251-3